Junike

Migräne

Dr. med. K.-Lisa Junike

Migräne

Die Kraft der Natur nutzen. Innovative und bewährte Methoden aus der Naturheilkunde

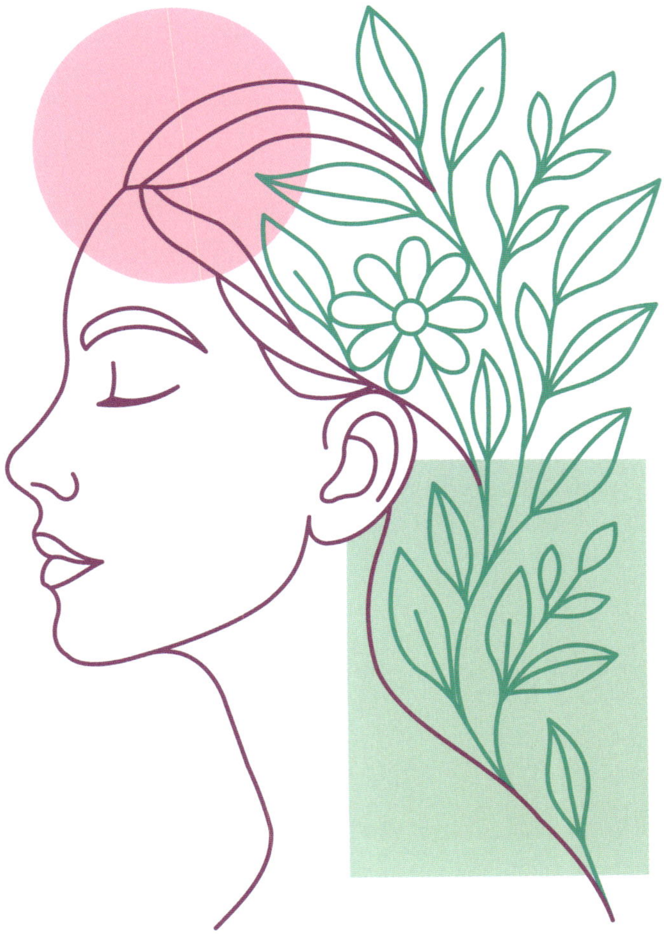

TRIAS

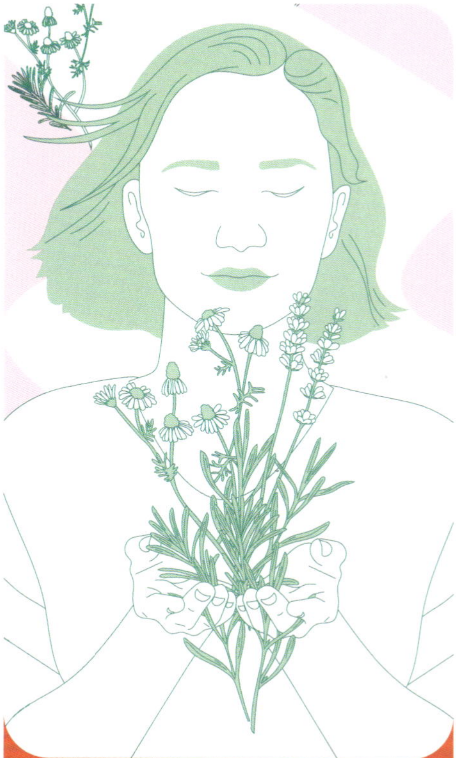

Exkurse

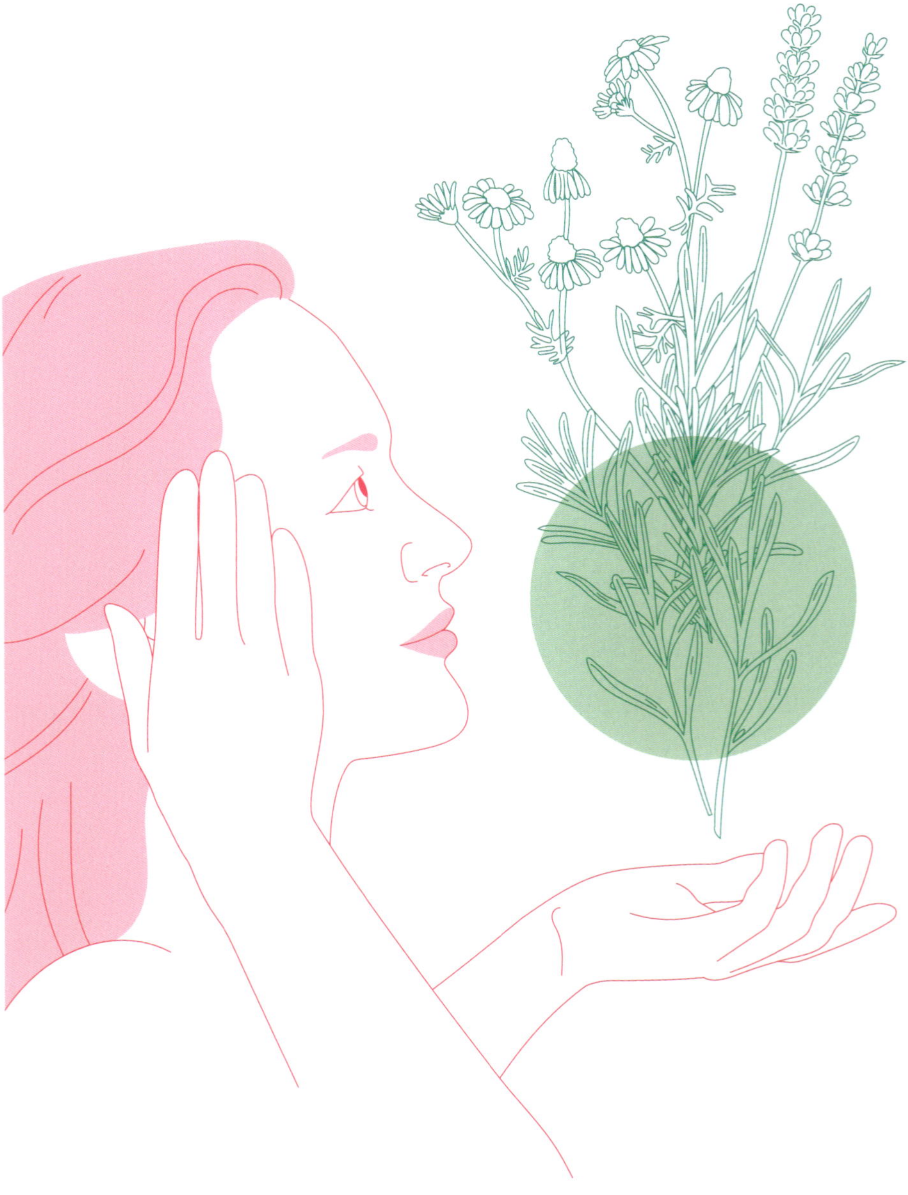

Liebe Leserin, lieber Leser,

Migräne – ein Thema, das mich in meiner ärztlichen Tätigkeit durch zahlreiche betroffene Patienten intensiv beschäftigt und nach der Geburt meines ersten Kindes auch persönlich betroffen hat. Ich kenne den kaum auszuhaltenden Schmerz, die Sehstörungen, die Übelkeit bis hin zum Erbrechen – »Out of Order«, im abgedunkelten Schlafzimmer liegend, obwohl man eigentlich an diesem Freitagabend mit Freunden zum Essen verabredet wäre. Zum Glück liegen meine letzten Migräneanfälle inzwischen weit in der Vergangenheit. Aber gerade dank der Erfahrung aus der Praxis und meiner persönlichen Erfahrungen mit Migräne, bin ich eine kleine Expertin geworden.

Betroffene können sich zwar an einem breiten Spektrum an frei verkäuflichen Schmerzmitteln bedienen und auch die Forschung schreitet voran. So steht heute beispielsweise eine moderne Antikörpertherapie zur Verfügung, die auch von den gesetzlichen Kassen übernommen wird. Doch all diese Maßnahmen führen nicht bei jedem zur Beschwerdefreiheit. Häufig reduzieren sie lediglich die Häufigkeit und Intensität der Migräneanfälle und haben eventuell Nebenwirkungen. Nützliche, alltagstaugliche Tipps zur Selbsthilfe, die leicht und wenig zeitintensiv umzusetzen sind, bleiben dabei leider oft aus – sie gehören selten ins Standardrepertoire in der hausärztlichen oder neurologischen Versorgung.

Dank meiner Neugier und zahlreicher Zusatzausbildungen habe ich einen großen Schatz an Möglichkeiten gesammelt, damit meine Patienten und ich migränefrei durchs Leben gehen können.

Und genau das wünsche ich auch Ihnen – von Herzen.

Ihre Dr. med. K.-Lisa Junike

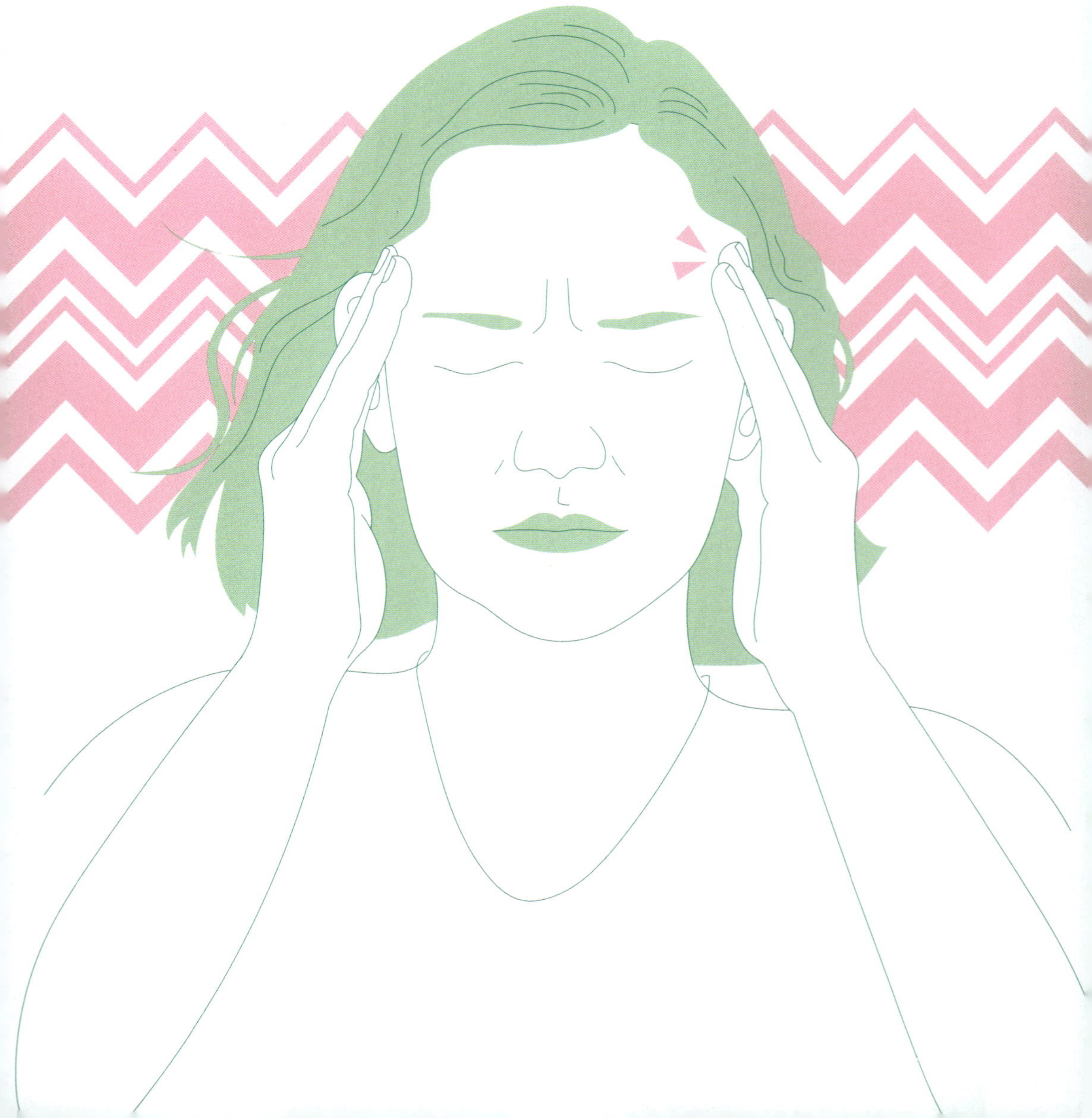

Migräne verstehen

Alles über Migräne: Ursachen, Mechanismen und wie der Körper auf Stress reagiert.

Migräne – was steckt dahinter?

Ein klarer Blick hinter die Kulissen der Migräne: Faktoren, Formen und erste Einblicke in die Entstehung.

Migräne betrifft viele Menschen mitten im Leben. Betroffene sind häufig beruflich und privat engagiert, führen ein aktives, erfülltes Leben – bis die Anfälle alles aus dem Gleichgewicht bringen. Plötzlich werden Arbeitstage zur Qual, Freizeitaktivitäten müssen abgesagt werden, Familienleben und Partnerschaft geraten unter Druck.

Die Schmerzen sind heftig, oft einseitig, pulsierend und kaum auszuhalten. Hinzu kommen Begleiterscheinungen wie Übelkeit, Erbrechen oder Sehstörungen. Wer einen solchen Anfall erlebt, hat meist nur noch eine Möglichkeit: sich ins abgedunkelte Zimmer zurückziehen und abwarten, bis der Anfall vorüber ist.

Viele Betroffene suchen über Jahre nach einer wirksamen Behandlung. Zunächst steht meist der Besuch in der hausärztlichen Praxis an. Dort werden Kopfschmerztagebücher geführt, Schmerzmittel ausprobiert und erste physiotherapeutische Maßnahmen verordnet. Reicht das nicht aus, folgt oft der Weg zum Neurologen – mit Wartezeiten, weiteren Untersuchungen und der Verordnung von Migräneprophylaxen. Doch nicht immer wirken diese Medikamente zufriedenstellend, und nicht selten bringen sie neue Probleme in Form von Nebenwirkungen mit sich.

Manche Patienten suchen zusätzlich Hilfe beim Orthopäden oder probieren alternative Behandlungen wie Massagen, Yoga oder Entspannungskurse. Auch wenn diese Ansätze kurzfristig Erleichterung verschaffen können, bleibt die Migräne für viele ein belastender Begleiter, der das Leben zunehmend einschränkt.

Wer über Jahre hinweg mehrmals wöchentlich unter Migräne leidet, steht irgendwann an einem Punkt, an dem klar wird: Es muss sich etwas ändern. Medikamente allein reichen oft nicht aus, um die Beschwerden in den Griff zu bekommen. Die Frage lautet dann: Welche weiteren Möglichkeiten gibt es, Ursachen aufzuspüren, Auslöser zu vermeiden und die Migräne nachhaltig zu lindern?

Was wird in der Regel versucht?

Hausarzt – erste Anlaufstelle

Für viele beginnt der Weg in der hausärztlichen Praxis. Dort wird häufig zunächst ein Migräne- oder Kopfschmerztagebuch empfohlen.

Betroffene sollen darin notieren:

- Dauer und Häufigkeit der Schmerzen
- Intensität (z. B. nach einer Skala von 0–10)
- Begleiterscheinungen wie Übelkeit, Erbrechen, Licht- oder Lärmempfindlichkeit, Sehstörungen oder Sprachprobleme

Auf dieser Grundlage werden erste Therapieansätze gewählt. Dazu gehören in der Regel Massagen, Wärmeanwendungen wie Fango oder Physiotherapie. Auch Schmerzmittel werden ausprobiert: von frei verkäuflichen Präparaten wie Aspirin, Ibuprofen oder Paracetamol bis hin zu verschreibungspflichtigen Medikamenten. Häufig zeigt sich jedoch, dass keine dieser Maßnahmen die Migräneanfälle zuverlässig verhindert oder deutlich lindert.

Neurologe – Spezialist fürs Nervensystem

Der nächste Schritt führt oft zum Neurologen. Aufgrund der langen Wartezeiten dauert es manchmal Monate, bis ein Termin zustande kommt. Nach einer gründlichen Anamnese und Untersuchung wird meist eine Bildgebung (z. B. Magnetresonanztomografie, MRT) veranlasst, um strukturelle Veränderungen im Gehirn auszuschließen.

Sind die Befunde unauffällig, lautet die Diagnose in vielen Fällen »Migräne«. Als Behandlung werden dann verschiedene Medikamente zur Migräneprophylaxe ausprobiert. Die Auswahl reicht von Betablockern über Antidepressiva bis hin zu neueren Substanzen wie monoklonalen Antikörpern. Leider wirken diese Medikamente nicht bei allen Betroffenen zufriedenstellend – oder sie verursachen Nebenwirkungen wie Müdigkeit, Übelkeit, Gewichtszunahme oder Hautausschläge.

Triptane gelten als wirksame Akuttherapie: Sie können den Anfall verkürzen, wenn sie rechtzeitig eingenommen werden. Allerdings schützen sie nicht vor neuen Attacken und führen bei manchen zu einem Gefühl von Benommenheit oder »Watte im Kopf«. Viele Migränepatienten stehen deshalb in einem Spannungsfeld: Sie wünschen sich schnelle Linderung, möchten aber gleichzeitig so wenig Medikamente wie möglich einnehmen.

Orthopäde – wenn Haltung und Wirbelsäule ins Spiel kommen

Auch orthopädische Untersuchungen gehören zum Standardweg. Häufig wird die Halswirbelsäule geröntgt, um mögliche Ursachen wie Blockaden oder Fehlstellungen abzuklären. Manche Orthopäden führen manuelle Manipulationen (»Einrenken«) durch. Während dies kurzfristig ein Gefühl von Erleichterung geben kann, berichten viele Betroffene über neue oder verstärkte Beschwerden im Anschluss. Dauerhafte Linderung der Migräneanfälle bringt diese Methode daher selten.

Entspannungsverfahren und ergänzende Maßnahmen

Viele Menschen versuchen zusätzlich alternative oder ergänzende Methoden. Beliebt sind Yoga, Massagen, physiotherapeutische Eigenleistungen oder Wellnessanwendungen. Auch Krankenkassen bieten häufig Entspannungskurse an, zum Beispiel Autogenes Training, Progressive Muskelrelaxation nach Jacobson, Atemübungen oder Meditation.

Diese Techniken können zwar hilfreich sein, um Stress zu reduzieren und das allgemeine Wohlbefinden zu steigern, doch nicht jeder erlebt eine spürbare Verbesserung der Migränesymptomatik.

Migräne – die genaue Definition

Klare Fakten: Was Migräne wirklich ist und wie sie sich von Kopfschmerzen unterscheidet.

Migräne ist weit mehr als »nur« Kopfschmerz. Es handelt sich um eine neurologische Erkrankung, bei der es immer wieder zu anfallsartigen Attacken kommt. Typisch sind starke, meist pulsierende Schmerzen, die meistens auf einer Kopfseite auftreten, aber auch beidseitig möglich sind.

Zu den Kopfschmerzen treten häufig Begleiterscheinungen wie Übelkeit, Erbrechen, Licht- oder Lärmempfindlichkeit hinzu. Manche Betroffene reagieren auch feinfühlig auf Gerüche oder körperliche Aktivität, die die Beschwerden verstärken können.

Bei einem Teil der Patienten kündigen sich die Attacken durch eine sogenannte Aura an. Dabei kommt es vorübergehend zu neurologischen Symptomen wie Sehstörungen, Kribbelgefühlen oder Sprachproblemen, bevor die Kopfschmerzen einsetzen.

Die Diagnose wird in der Regel anhand der typischen Krankengeschichte (Anamnese) gestellt. Bildgebende Verfahren wie MRT dienen vor allem dazu, andere Ursachen für die Beschwerden auszuschließen.

Es gibt zahlreiche Möglichkeiten, die Anfälle zu behandeln, zu verkürzen oder ihre Häufigkeit zu verringern. Dazu gehören Medikamente ebenso wie vorbeugende Maßnahmen im Bereich Lebensstil, Ernährung und Naturheilkunde. In manchen Fällen kann es zu einer vollkommenen Symptomfreiheit kommen.

Verschiedene Formen der Migräne

Migräne kann in verschiedenen Varianten auftreten. Die häufigsten sind:

Migräne ohne Aura: Die meisten Betroffenen leiden an dieser Form. Die Kopfschmerzattacken treten ohne vorherige neurologische Warnzeichen auf. Typisch sind pulsierende Schmerzen, meist einseitig, oft begleitet von Übelkeit, Erbrechen, Licht- und Lärmempfindlichkeit.

Migräne mit Aura: Bei etwa einem Drittel der Patienten kündigt sich die Attacke durch vorübergehende neurologische Symptome an – die sogenannte Aura. Das können Sehstörungen wie Lichtblitze oder Zickzacklinien, Kribbeln in Armen oder Gesicht oder vorübergehende Sprachstörungen sein. Nach der Aura folgt der eigentliche Kopfschmerz.

Chronische Migräne: Wenn Kopfschmerzattacken an mehr als 15 Tagen pro Monat über mindestens drei Monate auftreten, spricht man von chronischer Migräne. Die Beschwerden sind oft schwankend in ihrer Intensität, können aber den Alltag erheblich einschränken.

Seltene Sonderformen: Es gibt weitere seltene Migränevarianten, wie z. B. Basilarismigräne oder hemiplegische Migräne, die mit vorübergehenden neurologischen Ausfällen einhergehen und in der Regel ärztlich überwacht werden müssen.

Migräne vs. Spannungskopfschmerz

Viele Menschen verwechseln Migräne mit Spannungskopfschmerzen, da beide zu Kopfweh führen. Die Unterschiede sind jedoch deutlich.

Wie unterscheidet sich Migräne von Spannungskopfschmerzen?

Merkmal	Migräne	Spannungskopfschmerz
Schmerztyp	pulsierend, pochend, bohrend, hämmernd, oft einseitig	ziehende Schmerzen entlang einer Linie, beidseitig
Start/Verlauf/Dauer	plötzlich, anfallsartig oder aus einem Spannungskopfschmerz sich entwickelnd, ca. 4–72 Stunden	schleichend, im Verlauf stärker werdend, von kurz bis zu mehreren Tagen
Begleitsymptome	Übelkeit, Erbrechen, Licht-/Lärmempfindlichkeit, Sprachstörungen, Sehstörungen/Gedächtnisausfälle	selten Begleiterscheinungen
Auslöser	Stress, hormonelle Schwankungen, bestimmte Nahrungsmittel, Wetterwechsel	Muskelverspannung, Stress, schlechte Körperhaltung

Migräne – wie sie entsteht

Vom Nervensystem bis zum Alltag: So entwickelt sich Migräne Schritt für Schritt.

In jeder Körperzelle gibt es kleine Kraftwerke – die Mitochondrien (Abb. Seite 16). Sie produzieren das wichtigste Energiemolekül des Körpers, ATP (Adenosintriphosphat). ATP kann man sich wie eine aufladbare Batterie vorstellen: Immer wieder gefüllt, liefert es Energie für alles, was der Körper tut – für Muskelarbeit, den Transport wichtiger Ionen wie Kalium und Natrium, den Aufbau von DNA und Proteinen, die Verwertung von Nährstoffen und die Weiterleitung von Signalen im Körper.

Damit diese Kraftwerke ihre Arbeit leisten können, brauchen sie Sauerstoff, Nährstoffe (wie Glukose, Fettsäuren oder Proteine), Coenzyme (z. B. Coenzym Q10) und Phosphatgruppen. Besonders spannend ist, dass die Hirnzellen weder Fette noch Proteine, sondern hauptsächlich Glukose und Ketonkörper als Energiequelle nutzen können.

Bei Migränepatienten gibt es ein empfindliches Gleichgewicht: Überschreitet die Spannung im Bereich des obersten Halswirbels (Atlas) einen bestimmten Schwellenwert, gerät dieses Gleichgewicht ins Wanken. Die Mitochondrien in den Hirnzellen bekommen nicht mehr ausreichend Glukose – die ATP-Produktion sinkt – und ein spezieller Bereich im Hirnstamm wird überaktiv.

Dieser Bereich im Hirnstamm reagiert mit der Ausschüttung von Neuropeptiden, kleinen Botenstoffen, die Entzündungen an den Gefäßwänden im Gehirn auslösen. Die Folge: Die Gefäße schwel-

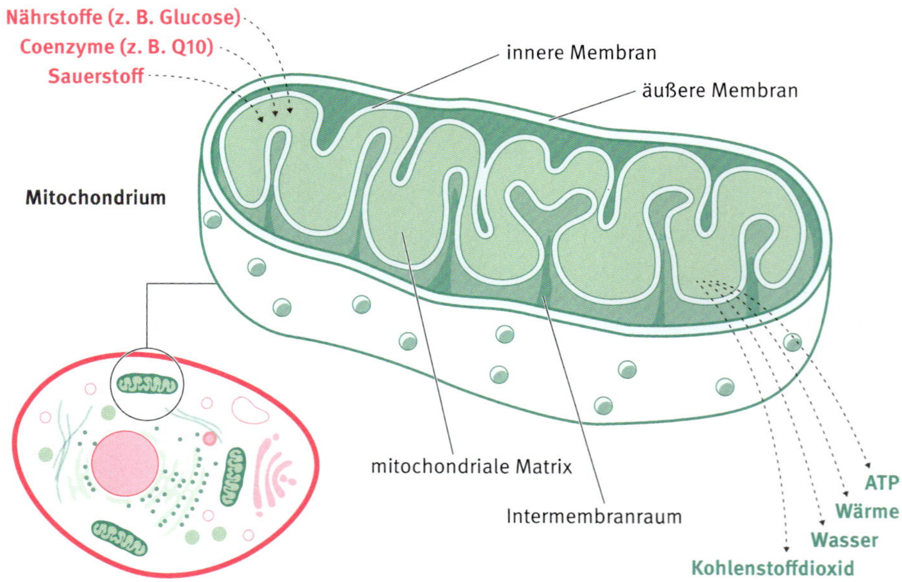
Nährstoffe (z. B. Glucose)
Coenzyme (z. B. Q10)
Sauerstoff
innere Membran
äußere Membran
Mitochondrium
mitochondriale Matrix
Intermembranraum
ATP
Wärme
Wasser
Kohlenstoffdioxid

len leicht an, und die sensiblen Fasern des Trigeminusnervs werden gereizt. Das löst den typischen, sehr unangenehmen Schmerz auf Kopfhaut und Gesicht aus.

Der Ablauf lässt sich so zusammenfassen:

- erhöhte Spannung im Atlasbereich
  → verlangsamter Stoffwechsel
  → Mangel an Glukose
  → reduzierte ATP-Produktion
  → Ausschüttung von Neuropeptiden
- Gefäßveränderungen und kurzfristige Entzündung der Gefäßwände
- Reizung des Trigeminusnervs
  → Migräneschmerz

Sie sehen: Ein Glukosemangel im Gehirn ist also der Auslöser. Ein schneller Schokoriegel gegen die Attacke hilft allerdings nicht – Migräne ist keine einfache Energiestörung, die man mal eben ausgleicht. Vielmehr handelt es sich um eine multifaktorielle Erkrankung, bei der viele Faktoren zusammenwirken.

Fast immer spielen Spannungen eine Rolle – sowohl äußerlich (Muskel- und Faszienspannung) als auch innerlich (psychischer Stress, Empfindlichkeit im Nervensystem oder Verdauungssystem). Viele Migränepatienten sind zudem feinfühlig, reagieren stärker auf Reize und Stress und zeigen eine sogenannte Hypersensibilität.

Zudem gibt es eine genetische Komponente: Migräne tritt häufig familiär gehäuft auf. Anders als bei manchen Erkrankungen kann man jedoch kein einzelnes Gen dafür verantwortlich machen. Stattdessen sprechen Mediziner von einer polygenen Vererbung – mehrere Gene wirken gemeinsam mit Umweltfaktoren und Lebensstil auf die Anfälligkeit für Migräne ein.

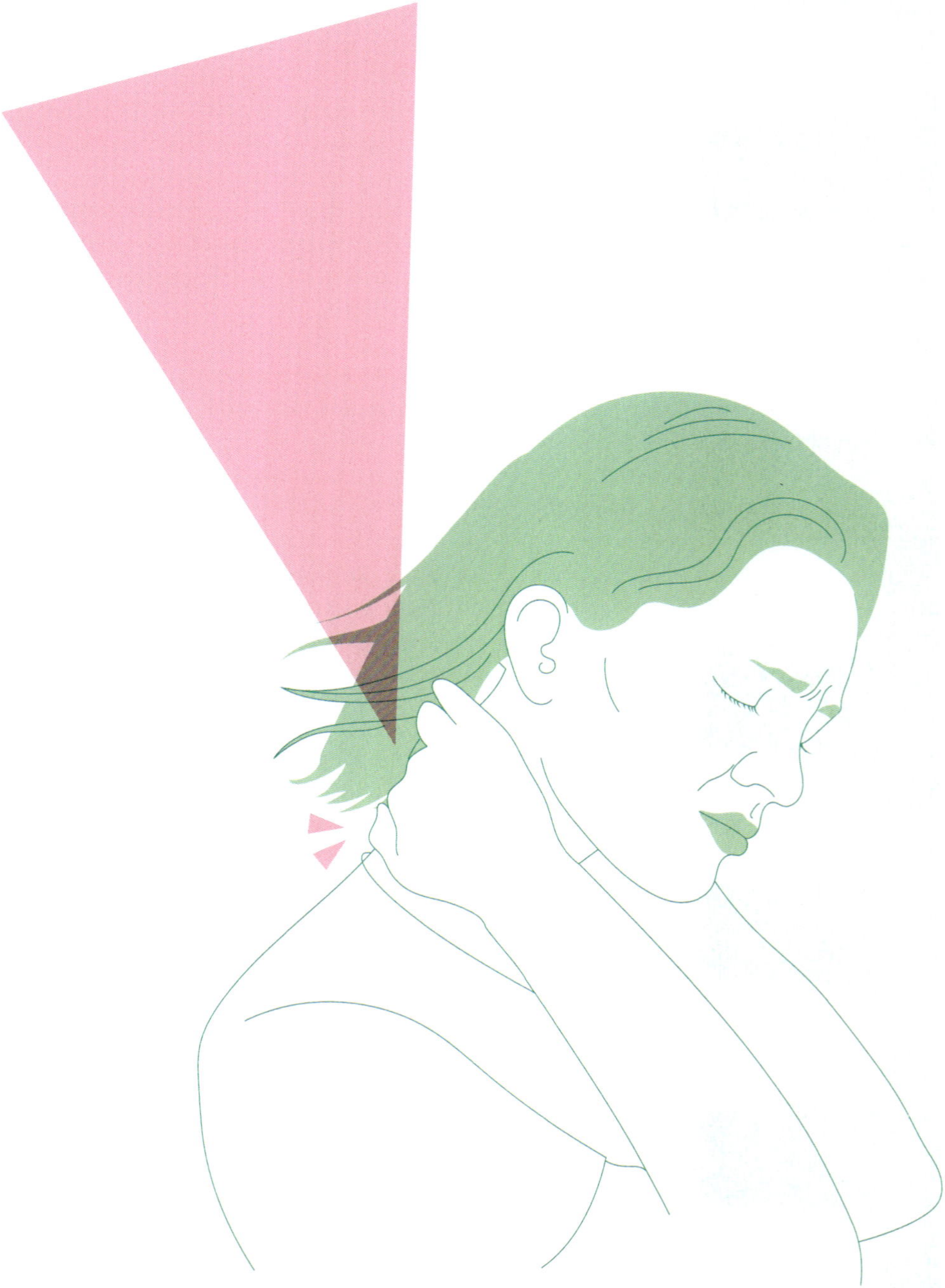

Ursachen für erhöhte Spannungen im Körper

Spannung im Nacken, versteifte Gelenke und Fehlhaltungen – erste Faktoren, die Migräne fördern.

Körperhaltung und Beweglichkeit

Wie versteifte Gelenke und eine schlechte Haltung den Kopf belasten können.

Bewegungsmangel und versteifte Gelenke

Unser Alltag hat sich in den letzten Jahrzehnten grundlegend verändert. Körperliche Aktivität, die früher überlebensnotwendig war – weite Strecken zu Fuß zurückzulegen, zu klettern oder schwere Lasten zu tragen – ist heute weitgehend entfallen. Nahrung holen wir im Supermarkt um die Ecke, viele Wege legen wir im Auto oder auf dem Fahrrad zurück. Was früher tägliche Normalität war, gilt heute schon als sportliche Leistung: Während unsere Vorfahren 20000 Schritte am Tag zurücklegten, sind wir stolz, wenn unser Schrittzähler 10000 anzeigt.

Auch Bewegungsroutinen, die unseren Körper auf natürliche Weise mobilisierten – Recken, Strecken, Gähnen oder einfache morgendliche Gymnastik – sind für viele Menschen keine Selbstverständlichkeit mehr. Dadurch nutzen wir die vorhandenen Bewegungsumfänge unserer Gelenke immer seltener vollständig aus.

Ein Beispiel: Die Halswirbelsäule kann normalerweise in beide Richtungen bis zu 90 Grad rotieren. Manche Menschen sind durch besonders elastisches Bindegewebe sogar überbeweglich (»hypermobil«). Doch Beweglichkeit allein bedeutet nicht automatisch, dass die Halswirbelsäule gesund funktioniert. Fehlen im Alltag die sogenannten endgradigen Bewegungen – also Bewegungen bis an die Grenze des möglichen Gelenkausschlags –, kann sich trotz scheinbarer Beweglichkeit eine chronische Spannung aufbauen. Diese Spannung wirkt bis zum Atlas, dem obersten Halswirbel, und kann dort eine entscheidende Rolle bei der Entstehung von Migräne spielen.

Der Atlaswirbel – kleines Gelenk, große Wirkung

Die Stabilität der Halswirbelsäule hängt von einem komplexen Zusammenspiel von Wirbeln, Bandscheiben, Kapseln, Sehnen, Bändern, Muskeln und Nerven ab. Insgesamt spielt sich ein Großteil der Bewegung des Kopfes in den Kopfgelenken, dem Bereich zwischen dem Kopf, dem ersten (Atlas) und dem zweiten (Axis) Halswirbel, ab.

Praktisch alle Migränepatienten haben meiner Erfahrung nach eines gemeinsam: ein biomechanisches Problem mit dem obersten Halswirbel und meist auch den Wirbeln bis zur Brustwirbelsäule und nicht selten der 1. Rippe. Der oberste Halswirbel (Atlas) ist meistens nach links hinten rotiert und hängt dort fest. Diese Fehlstellung scheint ein deutlicher Verstärker für die Entstehung eines Migräneanfalls zu sein. Nicht wenige Patienten beschreiben auch, dass vor einem Migräneanfall für eine gewisse Zeit ein Spannungskopfschmerz besteht, wo-

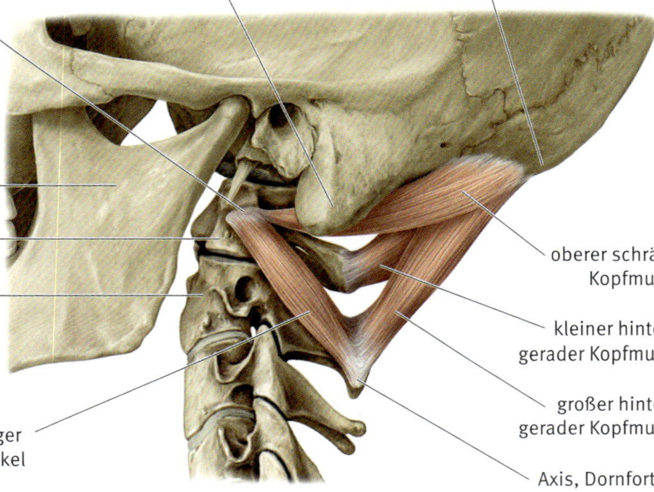

Schünke M, Schulte E, Schumacher U. PROMETHEUS LernAtlas, Grafiken: Voll M, Wesker K; Thieme; 2022

bei ich einräumen muss, dass es auch Patienten gibt, bei denen der Migräneanfall ohne vorherige Spannungskopfschmerzen auftritt. In diesen Fällen ohne vorherige Spannungskopfschmerzen gehe ich davon aus, dass besonders starke Trigger auf den empfindlichen Bereich der oberen Halswirbelsäule einwirken.

Ein Sonderfall tritt bei einer instabilen Halswirbelsäule auf: Hier reichen schon vergleichsweise geringe Auslöser, um die »Schwelle« für einen Migräneanfall zu überschreiten.

»Wackeldackel«-Phänomen: Instabilität im Nacken

Es gibt Menschen mit einer besonderen Gelenkbeweglichkeit, der sogenannten Hypermobilität. Diese kann genetisch bedingt sein oder durch Faktoren wie Mangelernährung begünstigt werden. Wer genetisch dazu neigt, kann die Stabilität seines Bindegewebes positiv beeinflussen – vor allem durch eine gute Ernährung und eine gezielte Versorgung mit Mikronährstoffen. Vitamin C, Zink, Selen und B-Vitamine fördern die Kollagenbildung und sorgen für belastbares Gewebe.

Sonderfall: traumatisch erworbene Instabilität

Neben der angeborenen Überbeweglichkeit gibt es Fälle, in denen die Halswirbelsäule durch Verletzungen instabil wird. Häufige Ursachen sind Unfälle, bei denen der Kopf unkontrollierbaren Schleuder- oder Stauchbewegungen ausgesetzt ist.

Dazu gehören:

- Stürze in der frühen Kindheit, etwa beim Laufenlernen
- Kopfverletzungen durch Anstoßen oder Spielplatzunfälle
- Sportverletzungen (Reiten, Skifahren, Fußball-Kopfball, Boxen, Surfen, Kiten)
- Auffahrunfälle im Straßenverkehr
- Fahrgeschäfte mit starker Beschleunigung und abrupten Richtungswechseln – insbesondere ohne Nackenstütze oder unter Alkoholeinfluss

In all diesen Situationen wirken plötzliche Kräfte von außen auf die Halswirbelsäule, die muskulär nicht kontrollierbar sind. Dabei können Bänder einreißen oder überdehnen. Manchmal tritt nach dem Ereignis ein steifer Nacken für einige Tage auf, oft aber bleibt dieses Symptom aus. Die langfristige Folge kann eine überbewegliche, instabile Halswirbelsäule sein – mit einer erhöhten Neigung zu Blockaden und Fehlbelastungen.

Ergänzend helfen gezielte Übungen, die Tiefenmuskulatur zu aktivieren – also jene Haltemuskeln, die für Stabilität sorgen. Besonders wirksam sind Trainingsformen wie Pilates.

Von einer Instabilität der Halswirbelsäule spricht man, wenn sich Wirbelgelenke über das normale Maß hinaus bewegen und dadurch Druck auf Rückenmark, Nerven oder Blutgefäße entsteht.

Aber es muss nicht unbedingt einen traumatischen Auslöser für die Instabilität der Halswirbelsäule gegeben haben, auch Menschen mit rheumatoider Arthritis, Ehlers-Danlos-Syndrom oder der Trisomie 21 können durch sehr weiches Bindewebe davon betroffen sein.

Eine instabile Halswirbelsäule kann – je nach Schweregrad – den Sympathikus reizen, jenen uralten Teil unseres Nervensystems, der für Flucht- und Kampfreaktionen verantwortlich ist. Die Folgen: Herzrasen, Blutdruckanstieg, verminderte Verdauung (bis hin zu chronischer Verstopfung) und ein erhöhter Verlust von Mineralstoffen wie Magnesium, Kalium und Zink über die Nieren. Insbesondere Magnesiummangel verstärkt wiederum die Übererregbarkeit des Sympathikus – ein Teufelskreis entsteht.

Mit herkömmlichem Röntgen oder einer Standard-MRT lässt sich eine Instabilität meist nicht erkennen.

Aussagekräftiger sind:

- Upright-MRT in Flexion/Extension (»dancing dens«)
- CT in Rotation
- Digital Motion X-Ray (DMX)
- Röntgenaufnahmen nach Sandberg
- spezifische Messungen wie Clivo-Axial-Angle (CXA), Harris oder Grabb-Oakes

Diese Verfahren können Überbeweglichkeit und kritische Engstellen sichtbar machen.

Wichtige Aspekte in der Praxis:

- Symptomschwere und Befund korrelieren nicht immer: Manche Betroffene leiden stark bei nur leichter Instabilität, während andere trotz deutlicher Befunde kaum Beschwerden haben.
- Verborgene Instabilität: Bei sehr stark verspannter Muskulatur kann sich die Instabilität erst unter Narkose oder Entspannung zeigen.
- Therapiechancen: Durch gezieltes Training der Tiefenmuskulatur und eine optimale Versorgung mit Mikronährstoffen lässt sich eine instabile Halswirbelsäule häufig deutlich stabilisieren und die Beschwerden nehmen spürbar ab.

CMD – wenn Kiefer und Kopf Stress machen

Viele Menschen leiden an einer Bissstörung. Ein häufiger Auslöser ist die erste Zahnfüllung: Geht durch Karies Zahnsubstanz verloren, wird beim Füllen oft auch das ursprüngliche Relief des Zahns verändert. Schon kleine Abweichungen können das gewohnte Zusammenspiel der Zähne stören. Je sensibler jemand ist, desto deutlicher spürt er diese neue Bisssituation. Häufig versucht der Körper, das Problem durch nächtliches Zusammenbeißen oder Zähneknirschen selbst zu regulieren.

Auch psychische Faktoren spielen eine Rolle: ungelöste innere Konflikte oder anhaltender Stress können nachts über Knirschen oder Pressen verarbeitet werden. So entsteht eine kraniomandibuläre Dysfunktion (CMD) – eine Störung im Zusammenspiel von Kaumuskulatur und Kiefergelenk (Abb. unten, rechte Seite). Da diese Strukturen eng mit dem Schädel verbunden sind, können sie zu Verspannungen im Kopfbereich beitragen und so ein weiterer Mosaikstein in der Entstehung von Migräneanfällen sein.

Wer bemerkt, dass er nachts presst oder knirscht, sollte handeln – sonst droht Zahnsubstanzverlust oder man beißt die Zähne so stark zusammen, dass es mit der Zeit zu einer mechanischen Wurzelentzündung – meist der oberen beiden Backen-

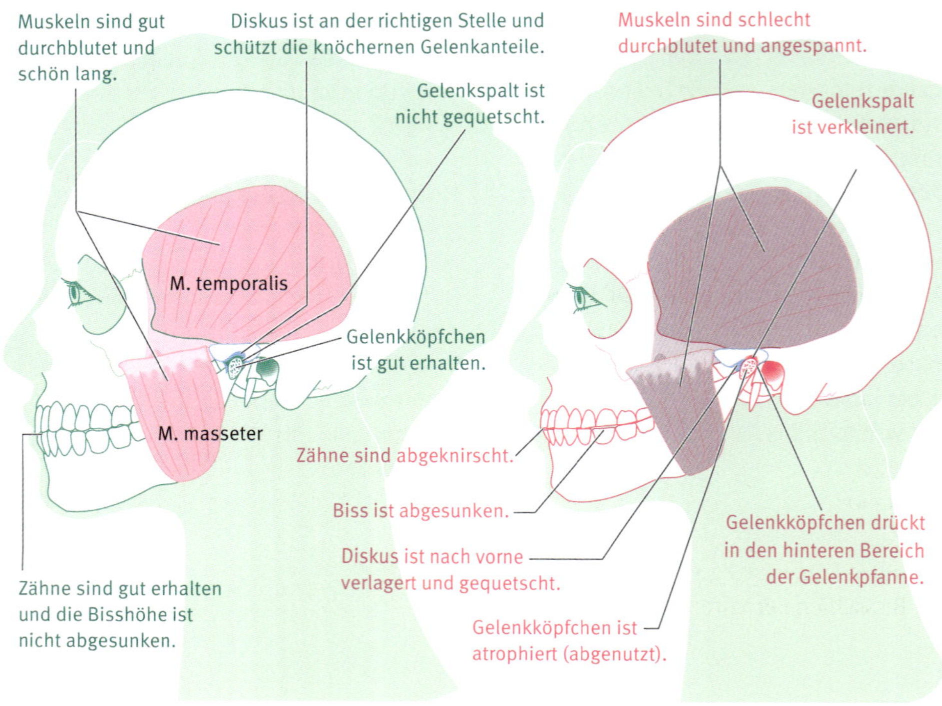

Nach Kent H. CMD - Craniomandibuläre Dysfunktion. Kiefer-, Kopf- und Nackenschmerzen: Das ganzheitliche Aktiv-Programm aus der Zahnarztpraxis. Stuttgart: TRIAS; 2024

zähne – kommt. Nicht selten werden diese starken Zahnschmerzen von vielen zahnärztlichen Kollegen als bakterielle Wurzelentzündung missinterpretiert. Die fatale Folge dieser Missinterpretation sind häufig eigentlich vollkommen unnötige Zahnwurzelbehandlungen oder Zahnextraktionen. Muss also eine Bissschiene her?

Ob eine Bissschiene die Lösung ist, wird unterschiedlich gesehen. Kritiker bemängeln, dass man damit etwas Unnatürliches – zudem aus Plastik – zwischen die Zähne klemmt. Und manche Betroffene berichten, dass sie mit der Schiene eher durch den Mund atmen, was die Schleimhäute belastet. Dennoch zeigt sich in der Praxis, dass Bissschienen häufig wirksam vor Zahnschäden schützen.

Eine kurzfristige, einfache Lösung ist der sogenannte Aqualizer: eine Universalschiene mit wassergefülltem Ausgleichskissen. Sie eignet sich besonders als Übergangslösung, hat aber nur begrenzte Haltbarkeit.

Sehr interessant ist das Trainingsgerät »Faceformer«, entwickelt von Dr. Berndsen. Es kräftigt die periorale Muskulatur (die den Mund umgebenden Stützmuskeln), lockert gleichzeitig die Kaumuskeln und verbessert die Nasenatmung. Viele Betroffene berichten über eine Abnahme von Schmerzen und Spannungen.

Wer doch längerfristig eine individuelle Bissschiene erhalten soll, profitiert, wenn vorab die Kaumuskulatur vorbereitet wird – mit Eigenübungen und manueller Therapie durch speziell ausgebildete Physiotherapeuten (per Rezept über den Zahnarzt, meist 6–10 Sitzungen). Nur so gelingt es, eine Schiene in entspannter Ausgangsposition herzustellen.

Tipps für die Abdrucknahme beim Zahnarzt

Für die Qualität einer Bissschiene ist der Zustand beim Abdruck entscheidend. Der Körper sollte entspannt sein, Blockaden möglichst gelöst.

- Vorbereitung: Kurz vor dem Termin kann ein Besuch bei Osteopathen oder Manualtherapeuten sinnvoll sein.
- Auf dem Weg zum Zahnarzt: 10 Minuten des Weges mit großen Schritten gehen.
- Im Wartezimmer: Möglichst nicht in einem weichen Sofa zusammensinken – dadurch können Blockaden entstehen, die in die Schiene »übertragen« werden.
- Auf dem Behandlungsstuhl: Mit dem Gesäß zuerst hinsetzen, dann beide Beine gemeinsam hochschwingen. Während des Abdrucks entspannt liegen, Beine gerade, Arme neben dem Körper oder leicht unter das Gesäß geschoben.

Bewährt haben sich die original »Liebscher-&-Bracht«-Übungen (Seite 94), die Physiotherapeut Patrick Gerdenits auf YouTube zeigt (z. B. Nacken-, Halswirbelsäulen-, Kiefer- und Kiefergelenkübung). Das Programm folgt einem festen Schema aus Dehnen, Gegenspannen und Abspeichern. In der Praxis hat sich gezeigt, dass kürzere Intervalle oft besser umsetzbar sind, ohne die Wirkung zu verlieren (nur der letzte Schritt, die Abspeicherung, muss 10 Sekunden lang bleiben).

Aufbau der Original-Übung:

1. Dehnen in eine Richtung für 30 Sekunden
2. Gegenspannen für 10 Sekunden
3. erneutes Dehnen in die ursprüngliche Richtung für 20 Sekunden
4. erneutes Gegenspannen für 10 Sekunden
5. ein drittes Mal Dehnen in die Anfangsrichtung für 20 Sekunden
6. ein letztes Mal Gegenspannen für 10 Sekunden
7. muskuläre/fasziale Abspeicherung durch aktives Dehnen in die Ursprungsrichtung für 10 Sekunden

So sieht das angepasste, gekürzte Übungsprogramm aus:

1. Dehnen für 10 Sekunden
2. Gegenspannen für 3 Sekunden
3. Dehnen für 7 Sekunden
4. Gegenspannen für 3 Sekunden
5. Dehnen für 7 Sekunden
6. Gegenspannen für 3 Sekunden
7. muskuläre/fasziale Abspeicherung für 10 Sekunden

Die Übungsdauer kann noch individueller angepasst werden – wichtig ist nur, dass die abschließende Abspeicherung von 10 Sekunden eingehalten wird. Manche Betroffene erreichen damit eine deutliche Verbesserung, schaffen es aber nicht in die Beschwerdefreiheit. In diesem Fall kann man die Übungen variieren – etwa nur noch alle zwei Tage durchführen oder die Dehnungen länger halten (bis zu 2–3 Minuten, solange keine Gegenspannung entsteht).

Mouth-Taping – ein neuer Ansatz

Das Thema »Mouth-Tape« (Mundpflaster) ist noch relativ neu, aber durchaus interessant: ein spezielles Pflaster, das nachts den Mund (teilweise) verschließt. Dadurch rückt die Nasenatmung in den Vordergrund, was die Atemluft besser filtert, befeuchtet und erwärmt. Leider gibt es bisher keine aussagekräftigen Studien darüber, ob es einen Vorteil hat, wenn man sich nachts mit einem kleinen Tape den Mund verschließt. Ich finde diese Idee jedoch sinnvoll. Der Mundschluss durch die Mouth-Tapes ist in der Regel so, dass eine leichte Mundöffnung noch möglich ist. Manche Hersteller haben ein mittiges Loch eingearbeitet, andere haben eine Pflasterform, zum Beispiel ein H gewählt, was eine leichte Mundöffnung samt Luftholen ermöglicht.

Wichtig: Nur anwenden, wenn die Nase frei ist, und unbedingt hautfreundliche Pflaster mit sensiblen Klebern nutzen. Billigprodukte sind tabu.

Äußere Auslöser im Alltag

Kleine Reize, große Wirkung: Luftzug, Bildschirmarbeit oder Schlafmangel als Migräne-Trigger.

Zugluft – kleiner Reiz, große Wirkung

Ist der Hals ungeschützt und wird über längere Zeit einem stärkeren Luftzug ausgesetzt, zieht sich die Muskulatur nach und nach zusammen. Das kann in der Folge zu Bewegungseinschränkungen mit Blockierungen führen, was wiederum Spannungskopfschmerzen auslöst und unter Umständen die Reizschwelle zum Migräneanfall überschreitet.

Typische Auslöser sind längere Autofahrten mit offenem Gebläse – besonders im Sommer –, das Einschlafen mit hängendem Kopf im Auto, Zug oder Flugzeug in seitlich geneigter Position oder auch Spaziergänge am Meer oder in den Bergen bei starkem Wind. Ebenso können dauerhaft zugige Arbeitsplätze oder Schlafpositionen, die den Hals belasten, zu einer erhöhten Muskelspannung im Hals-Nacken-Bereich beitragen. Ein Beispiel: Nach einer langen Autofahrt im Hochsommer mit voll geöffnetem Gebläse entwickelt man plötzlich einen akuten Bandscheibenvorfall im Halsbereich. Solche Ereignisse haben jedoch fast immer Vorboten – etwa einen bereits vorgeschädigten Bewegungsapparat, eine eingeschränkte Halswirbelsäulenbeweglichkeit oder dauerhaft ungünstige Haltungsgewohnheiten.

Wie kann man dem vorbeugen? Eine einfache und wirksame Maßnahme ist es, den Hals durch ein dünnes Tuch oder einen leichten Schal zu schützen. Beim Schlafen in aufrechter Position, etwa auf

Reisen, kann ein Nackenhörnchen das Abknicken des Halses verhindern. Für windige Situationen sind Jacken mit hohem Kragen, Rollkragenpullover oder loopartige Funktionstücher hilfreich. Besonders bei nächtlicher Kälte und offenem Fenster haben sich solche Loops bewährt – am besten gleich zwei übereinander, da sie leicht sind, nicht einschnüren und den Hals zuverlässig bedecken.

Luftdruckschwankungen und Reisen

Sowohl ein plötzlich steigender Luftdruck – etwa beim Übergang von kaltem zu sehr warmem Wetter – als auch ein rasch sinkender Luftdruck, beispielsweise bei Fahrten in große Höhen, können die Häufigkeit von Migräneanfällen deutlich erhöhen.

Viele Betroffene berichten etwa von Migräneattacken am ersten Urlaubstag nach einem Flug in warme Regionen: Während am Abflugort noch herbstlich-kühle Temperaturen herrschen, kommt man nach wenigen Stunden im sommerlich heißen Klima an – und schon am ersten Abend tritt ein Migräneanfall auf.

Auch der umgekehrte Weg ist problematisch: Bei Fahrten ins Hochgebirge, besonders ab Höhen von 3000 Metern, entwickeln sich nicht selten noch am ersten Tag Spannungskopfschmerzen, die in Migräne übergehen können.

In beiden Situationen verstärken zusätzliche Faktoren den Effekt:

- Luftzug: Sowohl im Flugzeug als auch auf hohen Bergen ist die Luft oft bewegter.
- Trockenheit: Die Luft ist trockener, was zu Flüssigkeitsmangel führen kann.
- Stressreaktion: Reisen beeinflussen den Kortisolspiegel – nach der Anspannung der Anreise fällt er am Zielort häufig ab, was ebenfalls eine Attacke begünstigen kann.

Schlaf – Freund und Feind

Schlafmangel zählt zu den häufigsten Auslösern von Migräneattacken. Viele Betroffene schlafen weniger als sieben Stunden pro Nacht – oft bedingt durch spätes Zubettgehen und frühes Aufstehen. Aus der Schlafforschung ist jedoch bekannt, dass der Durchschnittsmensch etwa 7,5 Stunden Schlaf benötigt, um sich vollständig zu regenerieren. Dabei ist Schlaf vor Mitternacht meist erholsamer als spätes Ausschlafen. Eine Schlafphase dauert ungefähr 90 Minuten; fünf volle Zyklen gelten als optimal. Außerdem ist bekannt, dass das Schlafen in einem möglichst stark abgedunkelten Zimmer eine deutlich bessere Schlaftiefe und somit eine bessere Regeneration aufweist. Auch die Zimmertemperatur spielt eine wichtige Rolle – Frischluft ist essenziell. Natürlich hat nicht jeder die Möglichkeit, bei offenem Fenster zu schlafen – Straßenlärm kann ein störender Faktor sein. Migränepatienten sollten längerfristig aber dafür sorgen, in einem Haus zu wohnen, in dem es nachts draußen einigermaßen ruhig und die Luft sauber ist.

Was die Temperaturregulation im Bett angeht, gibt es den hilfreichen Tipp, eine Lammfellunterlage zwischen Matratze und Laken zu legen. Das erzeugt ein besseres Schlafklima und isoliert hervorragend nach unten. Mit den Decken, dem Bezug und der Schlafbekleidung kann dann je nach Außentemperatur variiert werden – zwischen Flanellschlafanzug, dünnem T-Shirt und Boxer Short, Biberbettwäsche oder dünner Baumwollbezüge, dicker Daunendecke oder dünner Seidenbettdecke kann wunderbar gewechselt werden. Alles sollte der Witterung angepasst sein.

Sanfte Hilfe durch Pflanzen

Neben Schlafhygiene können pflanzliche Mittel helfen, Ein- und Durchschlafstörungen zu lindern. Bewährte Heilpflanzen sind:

Baldrianwurzel: wirkt beruhigend auf das zentrale Nervensystem, kann die Einschlafzeit verkürzen und die Schlafqualität verbessern, Wirkung erst ab einer regelmäßigen Einnahme ab mehr als 14 Tagen.

Hopfenzapfen: unterstützen den Schlaf-wach-Rhythmus, wirken entspannend und werden oft in Kombination mit Baldrian verwendet.

Melisse (Zitronenmelisse): hilft besonders bei Einschlafstörungen durch Nervosität, lindert Unruhe und Anspannung.

Passionsblumenkraut: hat eine ausgleichende Wirkung auf die Psyche, kann Nervosität und Angst lindern und so das Einschlafen erleichtern.

Lavendel: beruhigt, fördert die Entspannung und wird auch als ätherisches Öl oder in Bädern verwendet.

Johanniskraut: insbesondere bei Schlafproblemen im Zusammenhang mit gedrückter Stimmung oder Ängstlichkeit geeignet.

Warme Milch mit Honig, Kamille oder Jasminblütenöl kann ebenfalls unterstützend wirken, insbesondere im Rahmen einer guten Schlafhygiene und bei Entspannungsritualen.

Die Wirkung pflanzlicher Schlafmittel setzt meist erst nach regelmäßiger Einnahme über mehrere Tage bis Wochen ein.

Bei anhaltenden oder schweren Schlafstörungen sollte natürlich immer der ärztliche Rat eingeholt werden, um körperliche oder psychische Ursachen auszuschließen. Die genannten pflanzlichen Mittel bieten eine sanfte Unterstützung bei leichten bis mittleren Schlafstörungen, insbesondere, wenn sie durch Stress, Unruhe oder Nervosität bedingt sind.

Schlafhormone als Unterstützung

Einen besonderen Stellenwert haben das Schlafhormon Melatonin und die Aminosäure L-Tryptophan, die als Vorstufe für Melatonin dient. Seit einiger Zeit ist Melatonin auch in Deutschland frei verkäuflich.

Melatonin: Studien zeigen, dass die Einnahme von 3 mg Melatonin etwa eine Stunde vor dem Schlafengehen die Häufigkeit und Dauer von Migräneattacken reduzieren kann. Besonders wirksam ist die Einnahme als Spray über die Mundschleimhaut, da so der Abbau über die Leber umgangen wird.

L-Tryptophan: Wird im Verlauf der Nacht zu Melatonin umgewandelt und sorgt damit für eine »Nachschub«-Bildung des Schlafhormons.

Kombinationspräparate aus Melatonin, L-Tryptophan und weiteren beruhigenden Pflanzenstoffen (z. B. Lavendel oder Passionsblume) haben sich in der Praxis bewährt. Das Melatonin wirkt sofort – am besten übrigens als Spray, da es direkt von der Mundschleimhaut aufgenommen werden kann und nicht den Stoffwechselweg aus dem Magen über die Leber machen muss, wo sonst schon ein Großteil abgebaut wird und nicht mehr wirken kann.

Günstige und belastende Schlafpositionen

Viele Kinder schlafen nach der Babyphase gern in Bauchlage – eine Position, die Geborgenheit vermittelt. Mit zunehmendem Alter und fester werdendem Knochenbau wird diese Schlafhaltung jedoch problematisch: Damit in Bauchlage frei geatmet werden kann, muss die Halswirbelsäule um 90 Grad gedreht werden. Diese extreme Drehung entspricht einer sogenannten »verriegelten Endposition«. Kommt es während des Schlafs zu typischen Zuckungen, zu einer Schräglage des Kopfes oder zusätzlichem Zug auf die Nackenmuskulatur, können die Gelenke der Halswirbelsäule blockieren.

Da wir insgesamt sieben Gelenke zwischen dem Schädel und dem 7. Halswirbel haben, ist die Beweglichkeit der Halswirbelsäule nicht sofort merklich eingeschränkt, da die Nachbargelenke häufig einen Teil der Bewegungen des blockierten oberen oder unteren Kollegen übernehmen können. Langfristig kann die Halswirbelsäule jedoch versteifen. Spätestens wenn man für den Schulterblick beim Autofahren den Oberkörper mitdrehen muss, sollte man darüber nachdenken, durch manuelle Therapie und gezielte Übungen wieder Beweglichkeit in die Halswirbelsäule zu bekommen.

Die günstigsten Schlafpositionen für die Wirbelsäule sind:

- Rückenlage: Der Kopf sinkt in das Kissen ein, ohne zur Seite abzukippen; Schultern und Hüftbeuger können entspannen.
- Seitenlage: Das Kissen füllt den Raum zwischen Ohr und Schulter, sodass die Wirbelsäule gerade bleibt.

Die Bauchlage sollte möglichst vermieden werden. Eine einfache Umgewöhnungshilfe ist z. B. das Einnähen eines Tischtennisballs in ein Schlafshirt: In Rücken- oder Seitenlage stört er nicht, in Bauchlage wird er schnell unangenehm und verhindert so das Zurückfallen in die alte Gewohnheit.

Kopfkissen – Unterstützung statt Stress

Das Kopfkissen spielt eine zentrale Rolle für die Schlafqualität. Klassische große Kissen (80 × 80 cm) sind in Rückenlage meist angenehm, müssen in Seitenlage jedoch oft zusammengedrückt werden, um den nötigen Halt zu bieten.

Ein Nackenstützkissen kann hier Vorteile bringen – allerdings sollte es sorgfältig ausgewählt werden:

- Rückenlage: Das Kissen darf den Kopf nicht zu weit nach oben drücken (»Schildkröten-Haltung«). Optimal ist

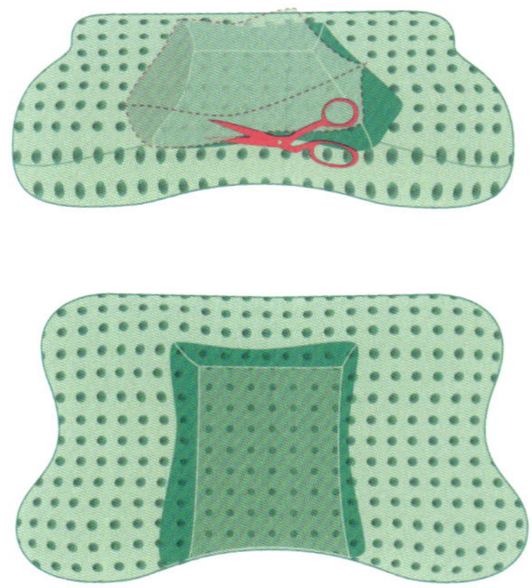

Praktischer Tipp: Kissen selbst anpassen

Nicht jedes Nackenstützkissen passt perfekt von Anfang an. Mit etwas Geschick lässt es sich jedoch individuell anpassen:

- Wählen Sie ein Kissen mit bereits vorhandener kleiner Mulde.
- Ziehen Sie den Schaumstoff an der Mulde vorsichtig ein Stück hoch.
- Schneiden Sie das hochgezogene Stück mit einer Schere ab.
- Wiederholen Sie diesen Vorgang Schritt für Schritt, bis die Mulde tief genug ist, damit der Kopf in Rückenlage angenehm einsinken kann.

So entsteht eine individuell angepasste Kopfmulde, die die Halswirbelsäule optimal entlastet. Besonders gut eignen sich dafür Kissen aus Schaumstoff wie z. B. Modelle von Blackroll oder Witschi-Kissen – grundsätzlich lässt sich aber fast jedes Nackenstützkissen auf diese Weise modifizieren.

eine mittige Mulde, in die der Kopf leicht einsinken kann.
- Seitenlage: Das Kissen muss seitlich genügend Höhe und Stabilität bieten, damit der Abstand zwischen Ohr und Schulter ausgefüllt ist.

Die Höhe, Festigkeit und Form müssen individuell auf Kopfgröße und Schulterbreite abgestimmt sein. Perfekte Kissen sind selten »von der Stange« – manchmal lohnt es sich, ein Modell individuell anzupassen. Beispielsweise können vorhandene Mulden vorsichtig vertieft oder Schaumstoffteile gekürzt werden, bis die ideale Form erreicht ist. Einige Hersteller bieten bereits innovative Formen an (z. B. U-förmige oder modulare Kissen). Wichtig bleibt jedoch: Entscheidend ist nicht die Marke, sondern, ob das Kissen zur eigenen Anatomie passt.

Belastungen durch falsche Kopfhaltung

Aus unserem Leben sind Handys, Laptops, Tablets und Gleitsichtbrillen nicht mehr wegzudenken. Allerdings führen alle vier zu vielfach kleinen Augen- und Nickbewegungen, die die Augenmuskulatur und gleichzeitig die verschaltete Nackenmuskulatur überlasten können. Besonders betroffen ist dabei der Atlas, der erste Halswirbel, der für Nickbewegungen zuständig ist. Verspannungen in diesem Bereich können die Reizschwelle für einen Migräneanfall deutlich senken.

Bildschirmarbeit ergonomischer gestalten

Arbeiten Sie möglichst am großen Monitor. Ein normaler Bildschirm entlastet im Vergleich zu Handy oder Laptop, da der Blick weniger stark nach unten gerichtet ist. Der Monitor sollte so eingestellt sein, dass die Augen leicht nach unten schauen. Den Laptop erhöht platzieren und mit einer externen Tastatur und einer Vertikalmaus arbeiten. Die Vertikalmaus sorgt dafür, dass der Unterarm in einer entspannteren, nahezu natürlichen Haltung liegt. Bei längerer Schreibtischarbeit sollten Sie die Haltung regelmäßig ändern.

Tipp des Orthopäden Prof. Dr. Joachim Buchmann:
- Rechtshänder: Bildschirm etwas nach links drehen, rechten Arm auf der Tischplatte ablegen, linken Ellenbogen locker hängen lassen.
- Linkshänder: Bildschirm etwas nach rechts drehen, linken Arm auflegen, rechten Ellenbogen hängen lassen.
- Diese Haltung nicht dauerhaft, sondern immer wieder zwischendurch einnehmen.

Handys sparsam nutzen

Das Smartphone sollte in erster Linie zum Telefonieren genutzt werden. Längeres Tippen oder Lesen auf dem Handy belastet den Atlas unnötig. Viele Messenger, z. B. WhatsApp, lassen sich inzwischen bequem am Computer nutzen – eine deutliche Entlastung für Nacken und Augen.

Gleitsichtbrillen – Chancen und Risiken

Gleitsichtbrillen sind praktisch, können aber durch die ständigen kleinen Augenbewegungen (vom Fern- zum Nahbereich) die mit den Augen verschaltete Nackenmuskulatur zusätzlich reizen. Eine exakte Anpassung der Gläser – inklusive Abklärung einer eventuellen Hornhautverkrümmung – kann die Augenmuskulatur deutlich entlasten.

Manche Optiker bieten sogenannte Kantenfiltergläser an. Diese dämpfen bestimmte Lichtwellen (z. B. Bildschirmlicht oder das Licht von Leuchtstoffröhren) und können so das Migränerisiko senken. Die Gläser sind kaum gefärbt, erfordern keine Eingewöhnung und können bei Bedarf auch mit Tönung oder Polarisation als Sonnenbrille getragen werden. Eine speziell angepasste Brille für Bildschirmarbeit – idealerweise mit Kantenfilter – kann eine weitere Entlastung bringen.

Zahnspangen und Kopfschmerzen

Die Ober- und Unterkiefer der Nordeuropäer werden immer kleiner – warum? Weil wir zu wenig »malmen«. Ein wesentlicher Grund dafür ist die veränderte Ernährung: Unsere Nahrung ist deutlich weicher geworden, ballaststoff- und faserreiche Lebensmittel kommen seltener auf den Tisch. Stattdessen dominieren Pasta, Pizza, Burger, Toastbrot, Chips, Süßigkeiten und Softdrinks die Ernährung vieler Jugendlicher. Durch die mangelnde Kaubelastung bildet sich der Kiefer nicht mehr so stark aus, was zu Platzproblemen für die Zähne führt.

Oft passen die Weisheitszähne nicht mehr ins Gebiss. In den 1980er- und 1990er-Jahren war es üblich, einfach die vorletzten Backenzähne zu ziehen, sodass die Weisheitszähne bequem in die entstandenen Lücken nachwachsen konnten. Heute weiß man: Diese Lösung war nicht immer optimal, da Weisheitszähne nicht zwingend die Höhe oder Position ihrer Vorgänger erreichen. Das kann zu Fehlbelastungen im Kiefer führen, wenn der jugendliche Kiefer jede Nacht versucht, Kontakt zwischen den oberen und unteren hintersten Zähnen aufzunehmen.

Viele Jugendliche benötigen eine Zahnregulierung. Allerdings wird heute häufig weniger der Kiefer in seiner Form behandelt, sondern in erster Linie die Zahnstellung. Feste Zahnspangen drehen die Zähne in eine korrekte Position, was zu einem ästhetisch ansprechenden Gebiss führt.

Doch diese Methode ist nicht frei von Risiken:

- Wurzelresorptionen: Bei sehr langen Behandlungen oder starkem Druck auf die Zahnwurzel kann es in seltenen Fällen dazu kommen, dass sich Zahnwurzeln teilweise auflösen.
- Belastung der Halswirbelsäule: Jugendliche verkraften diese Eingriffe meist problemlos, da ihre Wirbelsäule noch elastisch ist. Mit zunehmendem Alter nimmt diese Elastizität ab – die unbehandelten Spannungsfelder im Kiefer können später jedoch dazu führen, dass sich Zähne wieder verschieben.

Immer mehr Erwachsene lassen ihre Zahnstellung durch transparente Schienen (»Aligner«) korrigieren. Wenn dabei lediglich die Zahnstellung verändert wird, ohne die Kieferform zu berücksichtigen, kann das aufgrund der geringeren Anpassungsfähigkeit der Halswirbelsäule Beschwerden nach sich ziehen – bis hin zu Kopf-, Nacken- oder Rückenschmerzen.

Empfehlung: Eine schonende, nachhaltige Korrektur ist oft durch lose Zahnspangen möglich, die behutsam und schrittweise den Kiefer formen und damit auch langfristig eine Stabilisierung der Zahnstellung fördern. Deshalb ist es wichtig, sich an erfahrene und verantwortungsbewusste Kieferorthopäden zu wenden, die nicht nur die Ästhetik, sondern auch die funktionellen und orthopädischen Auswirkungen berücksichtigen.

Nicht passende Bissschienen, Kronen, Implantate

Eine falsch sitzende Bissschiene, eine ungenaue Krone oder ein Implantat können unbemerkt zum Spannungsherd werden, und damit Kopfschmerzen, Migräne oder Nackenbeschwerden begünstigen.

Bissschienen

Eine einfache Regel: Eine Schiene, die passt, wird gemocht. Wer seine Schiene regelmäßig vergisst oder nicht tragen möchte, hat vermutlich ein nicht optimal angepasstes Modell. Eine gut sitzende Bissschiene wird dagegen als angenehm empfunden und jede Nacht selbstverständlich getragen.

Tipp: Die Schiene kann auch tagsüber entlastend wirken – zum Beispiel bei starker Konzentration am Computer, beim Sport oder handwerklicher Arbeit, wenn unbewusst die Kaumuskulatur angespannt wird.

Kronen und Implantate

Auch Zahnersatz kann Probleme bereiten: Ist eine Krone oder ein Implantat zu hoch, zu tief, zu breit oder zu schmal, fehlt die harmonische Abstützung. Bei Füllungen wird der Biss häufig getestet, solange die Betäubung noch wirkt – das erschwert das richtige Feedback. Beim Einsetzen von Kronen ist das einfacher, da meist keine Betäubung notwendig ist. Selbst kleine Ungleichheiten können Beschwerden verursachen, werden aber oft unbemerkt »hingenommen«. Mit der Zeit gewöhnt sich der Körper daran, doch die Fehlbelastung bleibt ein dauerhafter Spannungsfaktor.

Praktische Tipps:

- Wenn die Schiene nicht angenehm ist → beim Zahnarzt nachjustieren lassen.
- Beim Prüfen von Füllungen oder Kronen: Darauf achten, ob sich eine Seite »stärker« anfühlt als die andere.
- Bei anhaltendem Druckgefühl oder neuen Kopfschmerzen nach einer zahnärztlichen Behandlung immer noch einmal die Passung kontrollieren lassen.

Plastik, Weichmacher, Giftstoffe – was kommt über die Haut in den Körper?

»Kleider machen Leute« – aber manchmal machen Kleider auch krank. Viele Textilien enthalten Chemikalien wie Formaldehyd, Weichmacher (Phthalate), Azofarbstoffe oder Flammschutzmittel. Diese können über die Haut oder die Atemluft in den Körper gelangen. Gesichert ist ein direkter Zusammenhang mit Migräne nicht, aber viele Betroffene berichten, dass sie auf chemische Ausdünstungen, Gerüche und Weichmacher besonders sensibel reagieren – und das kann durchaus eine Attacke begünstigen.

Wie kommen Giftstoffe in unsere Kleidung?

Schon beim Anbau von Baumwolle können Dünger und Pestizide Rückstände hinterlassen. Bei synthetischen Stoffen wie Polyester werden in der Herstellung Chemikalien eingesetzt, die für uns nicht gesund sind. Beim Färben, Waschen und Veredeln kommen dann weitere Stoffe hinzu. Auch Plastikverpackungen oder stark parfümierte Waschmittel belasten die Kleidung zusätzlich. Und zu guter Letzt sorgt das häufige Waschen in der Maschine dafür, dass Mikroplastik entsteht, das in die Umwelt gelangt.

Deshalb gilt: Neue Kleidung immer vor dem ersten Tragen waschen. Aber nicht jedes Kleidungsstück muss gleich nach einmal Tragen in die Maschine – Verschmutzung und Geruch dürfen entscheiden. Wer besonders sensibel ist, fährt oft am besten mit Naturfasern (Baumwolle, Wolle, Bambus, Hanf) und mildem Waschmittel ohne Zusätze.

Plastik im Alltag – unterschätzte Quellen

- Brillen: Besonders bunte, elastische Kunststoffgestelle enthalten oft Weichmacher oder Farbstoffe. Hautfett am Haaransatz kann diese lösen. Alternativen: Holz oder Titan (nickelfrei, hypoallergen).

- Plastikschuhe: Badelatschen, Crocs & Co. geben beim Barfußtragen Weichmacher ab.
- Essensbehälter: Fett löst Weichmacher besonders leicht aus Plastik. Daher besser Glas, Edelstahl oder Emaille nutzen.
- Getränkeflaschen: Dünnwandige Plastikflaschen sind praktisch, aber nicht unproblematisch – Glas bleibt die beste Wahl.

Rapsöl – gesund oder überschätzt?

Rapsöl gilt in Deutschland als das »gesunde Öl für alle Fälle« – ob zum Braten, Backen oder sogar in Babybrei. Es enthält viele ungesättigte Fettsäuren, wird regional produziert und ist günstig. Doch es gibt auch kritische Stimmen.

Wo liegen die Bedenken?

- Gedächtnis & Gehirn: In einer Tierversuchsstudie (2017) verschlechterte Rapsöl das Gedächtnis von Mäusen. Außerdem fanden sich Veränderungen, die mit Alzheimer in Verbindung gebracht werden. Ob das auf Menschen übertragbar ist, ist offen.
- Rückstände: Stiftung Ökotest fand 2020 in vielen Rapsölen Mineralölbestandteile und polyzyklische aromatische Kohlenwasserstoffe (PAK) – Stoffe, die als krebserregend gelten.
- Erucasäure: Ein natürlicher Bestandteil von Raps, in hohen Dosen für Herz und Organe schädlich. Heute liegt der Anteil durch Züchtungen zwar unter dem EU-Grenzwert (0,4 %), dennoch können empfindliche Menschen reagieren. Gerade Babys im Beikostalter zeigten in Einzelfällen Hautreaktionen.

Fazit

Rapsöl ist nicht grundsätzlich »schlecht«. Wer es nutzt, sollte unbedingt auf hochwertige, geprüfte Bioqualität achten und es nicht als einziges Öl im Haushalt verwenden. Für empfindliche Menschen – und für Babybrei – ist Olivenöl meist die bessere, sichere Wahl.

Innere Auslöser im Alltag

Von Hormonen bis Mikronährstoffen: Wie der Körper Migräne von innen heraus beeinflusst.

Wassermangel

Wie viel Wasser ist eigentlich gut? Viele starten den Tag mit einem Kaffee, vielleicht einem Glas Wasser und einem kleinen Frühstück. Im Laufe des Tages folgen noch 1–2 weitere Kaffees und ein paar Schlucke Wasser. Doch reicht das für einen Migränepatienten aus? – Natürlich nicht.

Wasser hat im Körper viele Aufgaben. Für die Migräne hat vor allem die Rolle im Blut eine große Bedeutung: Ist genug Flüssigkeit vorhanden, bleibt das Blut dünnflüssiger, die Nährstoffe gelangen leichter von A nach B, und auch der Blutdruck stabilisiert sich. Ein niedriger Blutdruck kann Kopfschmerzen und Migräne begünstigen. Zusätzlich unterstützt Wasser die Nieren bei ihrer Entgiftungsfunktion.

Besonders wirksam ist es, gleich morgens auf nüchternen Magen ein großes Glas lauwarmes Wasser (ca. 0,5 l) zu trinken. Da der Magen leer ist, »rutscht« es schnell durch und wirkt fast wie ein kleiner Detox-Impuls. Wer mag, kann eine Scheibe frischen Ingwer dazugeben.

Über den Tag verteilt sollte die Trinkmenge ungefähr so aussehen:

- morgens: 0,5 l Wasser direkt nach dem Aufstehen
- während der Arbeit: mindestens 1–2 l Wasser
- bis zum Abendessen: weitere 0,5 l
- an heißen Tagen: deutlich mehr

Das beliebte Zitronenwasser ist gut, wirkt aber nicht entgiftend und sollte deshalb nicht als Erstes nach dem Aufwachen getrunken werden. Es gilt als »gesättigte« Lösung und kann demnach zwar gut entsäuern, aber eben nicht entgiften. Beides ist wichtig, zuerst sollte aber entgiftet (durchgespült) werden, danach kann gerne entsäuert werden. Man kann es also gerne zum Frühstück oder am Vormittag genießen.

Kaffee, schwarzer Tee oder verdünnte Saftschorlen können zusätzlich getrunken werden, sie ersetzen aber kein klares Wasser. Wichtig ist auch, in größeren Schlucken zu trinken – mit »Elefantenschlucken« leert sich ein Glas schneller und leichter als mit kleinen »Mäuschenschlucken«.

Manche Patienten berichten sogar, dass sich ein beginnender Migräneanfall stoppen ließ, wenn sie sofort 1–1,5 Liter Wasser tranken – allerdings nur, solange noch keine Übelkeit oder Erbrechen im Spiel war.

Kopfschmerzen können definitiv durch Wassermangel, also eine Dehydration, ausgelöst werden. Wenn dem Körper Wasser fehlt, wird das Blut »zäh« und es kann zu einer gedrosselten Versorgung mit Blut im Gehirn kommen. Das kann wiederum Kopfschmerzen verursachen, da das Gehirn schlechter mit Sauerstoff und Nährstoffen versorgt wird. Ein guter Trinkrhythmus ist also ein direkter Beitrag zur Migräneprävention.

Wichtig ist dabei, welches Wasser man trinkt. Nicht gemeint sind aromatisierte Wässer aus dünnwandigen Plastikflaschen oder Wasser, das lange in Leitungen steht. Sinnvoll ist es, den Hahn kurz laufen zu lassen, bis kühles Wasser kommt. Viele Stadtwerke bieten zudem Wasseranalysen an – eine gute Möglichkeit, die Qualität zu überprüfen.

Ein spannender Hinweis kommt aus der Traditionellen Chinesischen Medizin: Bei Wassermangel zeigen sich auf der Zunge oft ein weißlicher Belag und tiefe Rillen. Selbst wenn Betroffene täglich 2–3 Liter trinken, kann es sein, dass das Wasser nicht im Körper bleibt. Typische Anzeichen sind sehr heller Urin und häufiges Wasserlassen kurz nach dem Trinken.
In solchen Fällen hilft es, Flüssigkeit mit etwas Salz zu kombinieren – zum Beispiel in Form einer Brühe am Abend oder Morgen. Das Natrium bindet das Wasser im Körper und verbessert die Verfügbarkeit.

Mikronährstoffmangel

In Deutschland gibt es die Deutsche Gesellschaft für Ernährung (DGE). Sie spricht Empfehlungen nicht nur an die Bevölkerung, sondern auch an öffentliche Einrichtungen wie Kindergärten, Schulen, Krankenhäuser oder Seniorenheime aus. Ziel ist es, durch eine ausgewogene Ernährung eine ausreichende Versorgung mit Nährstoffen sicherzustellen.

Das Thema ist jedoch komplex und durchaus kontrovers. Denn die von der DGE empfohlenen Richtwerte für Vitamine, Mineralstoffe, Fette und Aminosäuren liegen im europäischen Vergleich meist deutlich niedriger – aus bis heute nicht nachvollziehbaren Gründen (siehe Tabelle der Verbraucherzentrale NRW 2023). Hinzu kommt, dass selbst diese Werte nicht immer mit den Wochenplänen übereinstimmen, die die DGE für öffentliche Einrichtungen ausgibt. Küchen in Krippen, Schulen oder Pflegeheimen orientieren sich in der Praxis jedoch oft genau daran, um nicht alles einzeln berechnen zu müssen. Das Problem: Ausgerechnet Kinder, Kranke und ältere Menschen – also Gruppen, die besonders empfindlich auf eine Unterversorgung reagieren – laufen dadurch Gefahr, dauerhaft nicht ausreichend mit Mikronährstoffen versorgt zu werden.

Oft wird betont, dass Nahrungsergänzungsmittel überflüssig seien – schließlich sei »im Essen genug enthalten«. Auffällig ist jedoch, dass die DGE mittlerweile nicht mehr drei, sondern fünf Portionen Obst und Gemüse pro Tag empfiehlt. Ein Hinweis darauf, dass unsere Lebensmittel heute weniger Nährstoffe enthalten als früher. Verantwortlich dafür sind ausgelaugte Böden durch jahrzehntelange Monokulturen, Hochleistungssorten, synthetische Dünger, Pestizide und die Verwendung von Gülle aus Massentierhaltung. Studien zeigen tatsächlich einen deutlichen Rückgang von Mikronährstoffen in Obst und Gemüse – sie sind jedoch schwer zu finden, weil sie politisch kaum im Fokus stehen und daher selten finanziert werden.

Bereits in mehreren internationalen Studien wurde festgestellt, dass Anbaupflanzen heutzutage deutlich weniger Mikronährstoffe liefern als früher – teilweise um bis zu 40 % weniger, etwa bei Kalzium, Eisen, Zink oder Vitamin C. Dieser Rückgang ist eng verknüpft mit modernen, ertragsoptimierten Anbauverfahren und dem Einsatz von Hochleistungssorten – ein weiteres Argument dafür, dass selbst eine ausgewogene Ernährung oft nicht mehr genügt, um den Bedarf an Mikronährstoffen zu decken.

»Der Mensch ist, was er isst«, sagte der deutsche Philosoph Ludwig Feuerbach. Gerade für Menschen mit Migräne gilt dieser Satz in besonderem Maße. Denn ein Mangel an bestimmten Vitaminen und Mineralstoffen kann das Nervensystem empfindlicher machen, die Reizschwelle herabsetzen und damit die Anfallshäufigkeit erhöhen. Migräne, Spannungskopfschmerzen, Allergien, chronische Darmentzündungen oder Autoimmunerkrankungen stehen deshalb mit hoher Wahrscheinlichkeit in engem Zusammenhang mit unserer modernen Ernährung und den fehlenden Mikronährstoffen.

Höchstmengen und Versorgung – ein enges Gleichgewicht

Die Verbraucherzentrale NRW hat einen aktuellen Überblick über die Höchstmengen von Vitaminen und Mineralstoffen in Nahrungsergänzungsmitteln veröffentlicht (August 2024). In der Europäischen Union existieren keine einheitlichen gesetzlichen Grenzwerte – jedes Land legt eigene Maximalmengen fest. Deutschland orientiert sich dabei am Bundesinstitut für Risikobewertung (BfR). Auffallend ist, dass die empfohlenen Höchstmengen in Deutschland oft deutlich niedriger sind als in Nachbarländern, zum Teil sogar erheblich: etwa bei Vitamin B_6, Vitamin D oder Magnesium.

Für Menschen mit Migräne ergibt sich daraus ein entscheidendes Spannungsfeld:

Unterversorgung vs. Überversorgung: Mikronährstoffe wie Magnesium, Vitamin D, Coenzym Q10 oder B-Vitamine können wichtige Bausteine in der Migräneprophylaxe sein. Eine gezielte Ergänzung über die Nahrung oder Supplemente kann sinnvoll sein – aber zu hohe Dosen können erwiesenermaßen gesundheitliche Risiken bergen.

Unsicherheit bei Dosis und Wirkung: Fehlen verbindliche EU-weite Höchstmengen, ist den Verbrauchern nicht leicht ersichtlich, welche Dosierung sicher und sinnvoll ist. Die Diskrepanz zwischen niedrigen Höchstmengen (z. B. in Deutschland) und höheren Empfehlungen in anderen Ländern schafft Verwirrung und Unsicherheit – gerade bei Menschen, die eigenverantwortlich therapieren möchten.

Notwendigkeit gezielter Beratung: Besonders für Migränepatienten, die Mikronährstoffe zur Prävention einsetzen, ist eine fachkundige Begleitung unerlässlich. Ärzte oder erfahrene Ernährungsfachleute können helfen, die richtige Balance zwischen Wirkung und Sicherheit zu finden – gerade, da der Nährstoffhaushalt bei vielen Betroffenen ohnehin fragil ist.

Einfluss von Industrie und Ernährungsempfehlungen

Es liegt nahe zu vermuten, dass die enge Verzahnung von Lebensmittel- und Pharmaindustrie dazu beiträgt, dass sich wenig an den Ernährungsgewohnheiten und den offiziellen Empfehlungen ändert. Der »Konsum« ungesunder Lebensmittel auf der einen Seite und von Medikamenten gegen Bluthochdruck, erhöhte Cholesterinwerte oder Diabetes auf der anderen sorgt dafür, dass beide Industriezweige profitieren. Leidtragend sind letztlich

Fortsetzung auf S. 44

Allergien – wenn die Ernährung das Immunsystem formt

Ein schönes Beispiel für die Wichtigkeit einer Ernährung mit natürlichen, unverarbeiteten Lebensmitteln ist die Entwicklung von Allergien in den ehemals »Neuen Bundesländern«. Seit der Wiedervereinigung sind die Allergieerkrankungen in Ostdeutschland stark angestiegen. Studien zeigen, dass die Häufigkeit von Allergien, insbesondere Heuschnupfen und allergischer Rhinitis, zwischen 1990/92 und 1998 in Gesamtdeutschland um rund 70 % zugenommen hat. Die relative Zunahme war im Osten deutlich höher als im Westen.

In der Schulmedizin wird in erster Linie eine übersteigerte Hygiene verantwortlich gemacht. Doch ob das allein ausreicht, ist fraglich – schließlich sind die Haushalte nicht immer sauberer geworden. Aus meiner Sicht liegt der Hauptgrund in der Lebensmittelversorgung mit stark verarbeiteten Lebensmitteln. Mit der Öffnung der Grenzen drängten plötzlich Discounter und hochverarbeitete Produkte auf den Markt. In der DDR waren viele Menschen eine bodenständige Küche mit frischen, regionalen Produkten gewohnt, oft sogar aus eigenem Garten. Nach der Wende hielten Fertigprodukte, Zucker, Weißmehl und Zusatzstoffe Einzug in den Alltag.

Diese veränderte Ernährung beeinflusst nachweislich die Darmflora und das Immunsystem – und könnte so den Anstieg der Allergien erklären.

Zusammenhang mit Migräne

- **Geschwollene Schleimhäute** durch Allergien erhöhen den Druck im Bereich der Nasennebenhöhlen – das kann Migräneanfälle begünstigen.
- **Darm-Hirn-Achse:** Eine gestörte Darmflora wirkt sich nicht nur auf das Immunsystem, sondern auch direkt auf das Nervensystem aus. Damit ist sie ein möglicher Verstärker für Migräneattacken.

Fazit

Natürliche, unverarbeitete Lebensmittel schützen nicht nur vor Allergien, sondern können auch indirekt Migräne vorbeugen – ein weiterer Grund, so oft wie möglich zu frischen, regionalen Lebensmitteln zu greifen.

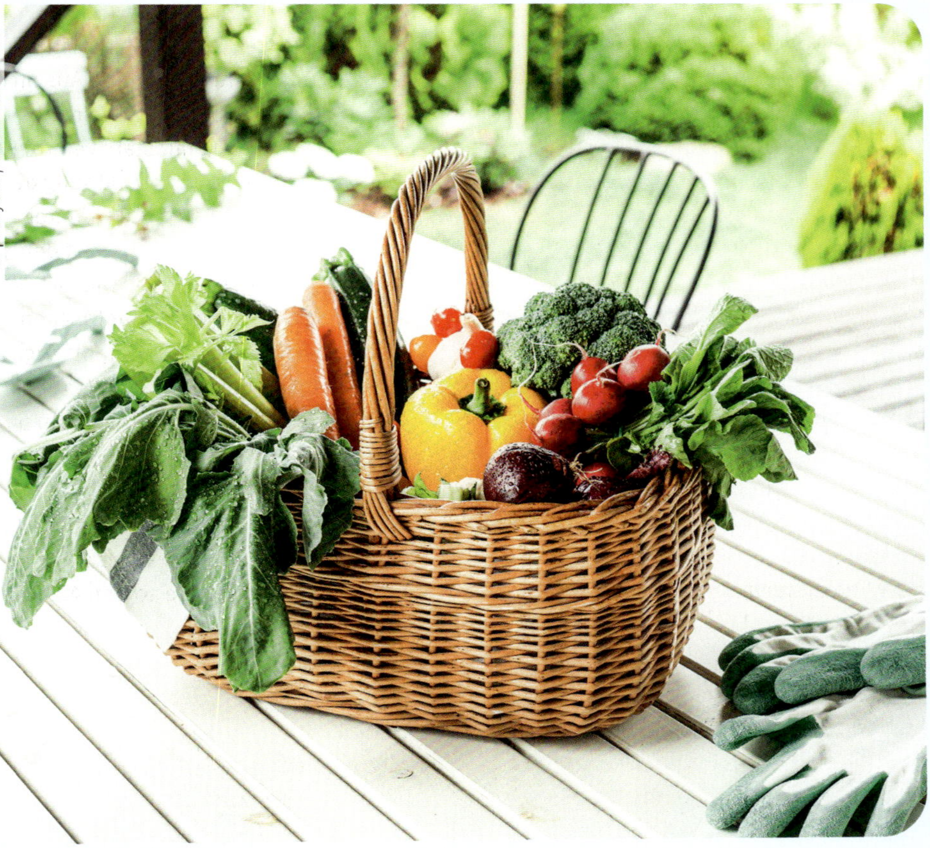

die Menschen, die durch minderwertige Ernährung schleichend Nährstoffdefizite entwickeln – mit Folgen auch für die Migräneanfälligkeit.

Wichtige Nahrungsergänzungen für Migränepatienten

Magnesium

Unter den Mikronährstoffen nimmt Magnesium für Migränepatienten eine besondere Rolle ein. Viele Betroffene berichten von deutlicher Besserung – manche erleben es sogar dramatisch, wenn im Krankenhaus Magnesium intravenös verabreicht wird.

Die vielfältigen Aufgaben von Magnesium:

- Regulierung der Muskelkontraktion und der Reizweiterleitung zwischen Nerven- und Muskelzellen
- Gegenspieler von Kalzium und damit Schutz vor Übererregung und Krämpfen
- Aktivierung von über 300 Enzymen, insbesondere für die Energieproduktion (ATP)
- Beitrag zu Knochengesundheit, Herzrhythmusstabilität und Blutdruckregulation
- Unterstützung bei Entzündungshemmung und beim Vitamin-D-Stoffwechsel

Ein Mangel an Magnesium kann zu Muskelkrämpfen, Herzrhythmusstörungen, Nervosität, Kopfschmerzen und weiteren Beschwerden führen. Der Tagesbedarf liegt bei Erwachsenen bei etwa 300–400 mg. Problematisch ist, dass sich ein Magnesiummangel im Serum – wo nur rund 10 % des Körpermagnesiums vorliegen – oft nicht nachweisen lässt. Typisches Beispiel: normale Laborwerte, aber gleichzeitig wiederkehrende Wadenkrämpfe.

In der Nahrung steckt Magnesium unter anderem in grünem Blattgemüse, Nüssen, Samen, Vollkorngetreide und Hülsenfrüchten. Die Mengen reichen jedoch selten aus, weshalb eine Supplementierung sinnvoll sein kann. Wichtig ist die Qualität: günstige Brausetabletten aus dem Supermarkt enthalten oft schwer resorbierbare Verbindungen (z. B. Magnesiumoxid) sowie unnötige Zusatzstoffe.

Entscheidend ist der Trägerstoff, an den das Magnesium gebunden ist:

- Taurat: wirkt durch das Taurin doppelt entspannend.
- Carbonat: puffert Säure ab, gut resorbierbar, wirkt in größeren Mengen abführend.
- Glycinat/Bisglycinat: Magen-Darm-freundlich, beruhigend, gut bei Stress/Schlafstörungen
- Citrat (Zitronensäure): zieht gleichzeitig Wasser in den Darm, was festen Stuhl angenehm weich macht oder aber normalen Stuhl in Durchfall ändert.
- Oxid: kaum resorbierbar, demnach für Migränepatienten wenig hilfreich, vor allem in Discountprodukten mit langen Zutatenliste.

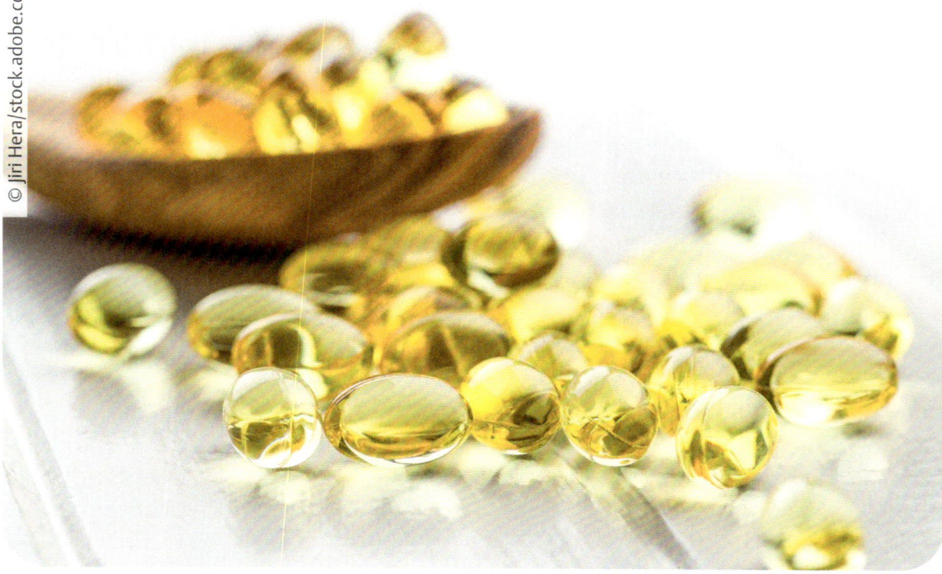

Auch bei hochwertigen Präparaten wird nur rund ein Drittel tatsächlich aufgenommen. Daher empfiehlt sich eine Aufteilung in kleinere Einzeldosen über den Tag, etwa 100 mg morgens, mittags, abends und vor dem Schlafengehen – idealerweise in unterschiedlichen Bindungsformen. Ein Wochendosierer kann helfen, die Routine einzuhalten.

Studien zeigen, dass die tägliche Einnahme von 600 mg Magnesiumcitrat über 12 Wochen die Zahl der Migräneanfälle um bis zu 42 % reduzieren kann. Auch aktuelle Übersichtsarbeiten bestätigen die Wirksamkeit von Magnesium in der Migräneprophylaxe. Neben der oralen Aufnahme berichten manche Betroffene über Erfolge mit transdermalem Magnesium (z. B. als Öl oder Gel auf die Haut aufgetragen) – die Studienlage dazu ist noch dünn, aber die Praxisberichte sind ermutigend.

Dosierung: siehe Therapieteil (Seite 105).

Omega-3-Fettsäuren

Omega-3-Fettsäuren spielen eine wichtige Rolle bei Migräne. Studien zeigen, dass eine erhöhte Zufuhr – insbesondere von EPA (Eicosapentaensäure, vor allem an Entzündungsregulation und Herzgesundheit beteiligt) und DHA (Docosahexaensäure, Schlüsselrolle für Gehirn- und Sehfunktion) aus Algen- und Fischöl – die Häufigkeit und Intensität von Migräneanfällen deutlich verringern kann.

In einer Metaanalyse mit 40 Studien reduzierte eine hohe Dosierung von mehr als 1500 mg EPA/DHA pro Tag die Zahl der Attacken und deren Stärke spürbar.

Omega-3-Fettsäuren haben stark entzündungshemmende Eigenschaften. Sie fördern die Bildung von Lipidmediatoren, die schmerzlindernd wirken, während Omega-6-Fettsäuren eher schmerzfördernde Mediatoren hervorbringen. Entscheidend ist also das Verhältnis beider Fettsäuren. Bei naturbelassenen Ernährungsformen – etwa bei den Grönland-Inuit oder traditionell lebenden Japanern – lag dieses Verhältnis günstig, und Herz-Kreislauf-Erkrankungen wie Herzinfarkte oder Schlaganfälle waren extrem selten.

In unserer heutigen nordeuropäischen Ernährung sieht es anders aus: Das Verhältnis liegt im Durchschnitt bei 15:1 zugunsten von Omega-6, obwohl die Deutsche Gesellschaft für Ernährung ein Verhältnis von 5:1 empfiehlt. Damit überwiegen entzündungsfördernde Effekte – ein möglicher Verstärker auch für Migräne.

Studienlage: Eine Omega-3-reiche Ernährung konnte in Untersuchungen die Zahl der Kopfschmerztage pro Monat um bis zu vier Tage senken. Noch stärkere Effekte wurden berichtet, wenn Omega-3 mit Curcumin (aus Kurkuma) kombiniert wurde.

Praktische Umsetzung: Es empfiehlt sich, sich zunächst durch eine Fettsäureanalyse (AA/EPA-Quotient) einen Überblick zu verschaffen.

- Quotient um 10: ca. 2 g Omega-3 täglich
- Quotient 15: ca. 3 g Omega-3 täglich
- Quotient über 20: ca. 4 g Omega-3 täglich

Das entspricht – je nach Produkt – zwischen 1 und 2 Esslöffeln Fischöl, 1–2 Teelöffeln Algenöl oder 15–30 Fischölkapseln.

Angstmacherei vor Omega-3-Substitution: Am 16.11.2023 erreichte die praktizierenden Ärzte ein sogenannter »Rote-Hand-Brief«: Bei kardiovaskulären Risikopatienten könne eine sehr hohe Omega-3-Dosierung (4 g täglich) das Risiko für Vorhofflimmern erhöhen. Das Ganze war eine Metaanalyse, also ein Konglomerat von verschiedenen Studien, die sich grob mit dem gleichen Thema – nämlich Menschen mit Herzerkrankungen/Bluthochdruck – beschäftigten und in einen Topf geworfen wurden. Die einzelnen Studien dieser Metaanalyse beinhalteten unterschiedliche Protokolle, Probenvorbereitung und Nachbeobachtungszeiten und untersuchten unterschiedliche Präparate mit höchst unterschiedlicher Qualität. Historisch hohe Einnahmemengen, wie bei den Inuit, waren hingegen nicht mit Herzrhythmusstörungen verbunden.

Qualität entscheidet: Nicht jedes Omega-3-Produkt ist empfehlenswert. Billige Präparate können mit Schadstoffen, Antibiotikarückständen oder oxidierten Fettsäuren belastet sein. Hochwertige, gereinigte Produkte sind daher wichtig.

Praktisch ist eine Kombination: Kapseln für unterwegs und Öle in Flaschenform für zu Hause. Mit Olivenöl und Zitronen- oder Orangenaroma versetzt, schmecken hochwertige Öle angenehm frisch – und guter Fisch »stinkt« eben nicht.

Dosierung: siehe Therapieteil (Seite 105).

Vitamin B_1 (Thiamin)

Vitamin B_1 ist ein zentraler Baustein im Energiestoffwechsel der Zellen. Da Migräne eng mit Störungen in der Energieversorgung des Gehirns verbunden ist, überrascht es nicht, dass Thiamin auch hier eine Rolle spielt.

Eine große Untersuchung mit über 13 000 Erwachsenen zeigte, dass Menschen mit einer thiaminreichen Ernährung deutlich seltener unter Migräne oder starken Kopfschmerzen litten. Besonders auffällig war der Effekt bei Frauen: je höher die Zufuhr, desto geringer die Häufigkeit der Beschwerden.

Thiamin kommt in vielen Lebensmitteln vor, etwa in Vollkornprodukten, Hülsenfrüchten, Kartoffeln, Nüssen, Samen und Schweinefleisch. Da es ein wasserlösliches Vitamin ist, kann es vom Körper nicht gespeichert werden – eine regelmäßige Zufuhr ist deshalb entscheidend. Ein Mangel zeigt sich unter anderem durch Müdigkeit, Konzentrationsschwierigkeiten, Reizbarkeit und eben auch durch eine erhöhte Anfälligkeit für Kopfschmerzen und Migräne.

Für Menschen, die sich einseitig ernähren, stark verarbeitete Lebensmittel bevorzugen oder unter bestimmten Darmerkrankungen leiden, kann eine gezielte Ergänzung mit Vitamin B_1 sinnvoll sein. Besonders Frauen mit häufigen Migräneattacken scheinen davon zu profitieren.

Dosierung: siehe Therapieteil (Seite 106).

Vitamin B_2 (Riboflavin)

Vitamin B_2 spielt eine zentrale Rolle im Energiestoffwechsel der Zellen. Da Migräneanfälle oft mit Störungen in der Energieversorgung des Gehirns verbunden sind, überrascht es nicht, dass Riboflavin hier eine vorbeugende Wirkung haben kann.

Mehrere klinische Untersuchungen zeigen: Eine tägliche Einnahme von 400 mg Vitamin B_2 kann die Häufigkeit von Migräneattacken deutlich senken. In Studien reduzierte sich die Zahl der Anfälle im Schnitt um zwei pro Monat, bei der Hälfte der Teilnehmenden verringerte sich die Zahl der Migränetage sogar um fast 60 %.

Bemerkenswert ist, dass Riboflavin dabei ähnlich wirksam sein kann wie bestimmte Medikamente zur Migräneprophylaxe, jedoch mit deutlich weniger Nebenwirkungen.

Da Vitamin B_2 wasserlöslich ist, wird ein Überschuss einfach über den Urin ausgeschieden – was sich durch eine harmlose, kräftig gelbe Verfärbung bemerkbar macht. Seltene Nebenwirkungen wie leichte Magen-Darm-Beschwerden sind ebenfalls beschrieben, insgesamt gilt Riboflavin aber als ausgesprochen gut verträglich, auch in höherer Dosierung.

Auch bei Kindern wurde die vorbeugende Wirkung untersucht. Zwar sind die Ergebnisse hier nicht so eindeutig wie bei Erwachsenen, dennoch zeigten viele Kinder unter Vitamin-B_2-Gabe eine spürbare Reduktion der Migräneintensität und -häufigkeit. Da das Vitamin sicher ist, kann ein Therapieversuch – angepasst an das Alter und die Dosis – durchaus sinnvoll sein.

In der normalen Ernährung ist Vitamin B_2 zwar enthalten, etwa in Milchprodukten, Eiern, Fleisch, Fisch und grünem Gemüse. Um die in Studien wirksamen Mengen zu erreichen, reicht die übliche Zufuhr jedoch nicht aus – hier sind Nahrungsergänzungsmittel erforderlich. Der große Vorteil: Riboflavin ist nicht nur wirksam und sicher, sondern auch sehr preiswert, was es zu einer attraktiven Option für die Migräneprophylaxe macht.

Dosierung: siehe Therapieteil (Seite 106).

Vitamin B_3 (Niacin)

Vitamin B_3 spielt eine wichtige Rolle im Energiestoffwechsel und in der Funktion des Nervensystems, vor allem in Form von Niacinamid. Für Migränepatienten ist es vor allem interessant, weil es die Durchblutung verbessern und dadurch Verspannungen lösen kann, was sowohl bei Migräne als auch bei Spannungskopfschmerzen hilfreich sein kann. Zusätzlich ist Niacin an der Bildung von Neurotransmittern beteiligt, die für eine stabile Signalweiterleitung im Gehirn notwendig sind.

In der Migräneprophylaxe wird Niacin – meist in Form von Niacinamid – als sogenannte »mitotrope Substanz« eingesetzt, also als Stoff, der den Energiestoffwechsel in den Mitochondrien unterstützt. Besonders wirksam ist es in Kombination mit anderen Mikronährstoffen wie Riboflavin (Vitamin B_2) und Coenzym Q10, da diese zusammen die Energieversorgung der Nervenzellen verbessern können. In der Ernährung ist Niacin zwar in Fleisch, Fisch, Nüssen, Hülsenfrüchten und Vollkornprodukten enthalten, die Mengen reichen aber meist nicht für den therapeutischen Effekt aus.

Achtung Nebenwirkung! Höhere Dosen von Niacin (vor allem als Nicotinsäure) können zu einem sogenannten »Niacin-Flush« führen – einer vorübergehenden

Rötung und Erwärmung der Haut. Um dies zu vermeiden, wird in der Migränebehandlung oft auf Flush-freie Formen wie Inositolhexanicotinat oder Niacinamid zurückgegriffen.

Dosierung: siehe Therapieteil (Seite 106).

Vitamin B_5 (Panthothensäure)
Ein Mangel an Vitamin B_5 kann zwar Kopfschmerzen verursachen, die aber nicht spezifisch als Migräne klassifiziert sind. Ein ausgeprägter Mangel ist selten, kann aber Beschwerden wie Kopfschmerzen, Müdigkeit, Reizbarkeit und Schlafstörungen hervorrufen – alles Faktoren, die Migräne verstärken können. Auch wenn Pantothensäure in vielen Lebensmitteln vorkommt, etwa in Fleisch, Eiern, Vollkornprodukten, Hülsenfrüchten und Gemüse, kann die Zufuhr bei unausgewogener Ernährung oder erhöhtem Bedarf unzureichend sein. Für Migränepatienten kann daher eine gezielte Ergänzung sinnvoll sein – insbesondere dann, wenn zusätzlich Symptome wie Erschöpfung oder Schlafprobleme bestehen.

Dosierung: siehe Therapieteil (Seite 106).

Vitamin B_6 (Pyridoxin)
Vitamin B_6 spielt eine Schlüsselrolle im Stoffwechsel des Nervensystems und kann Migränepatienten gleich auf mehreren Ebenen helfen. Besonders wichtig ist seine Funktion bei der Bildung von Serotonin. Dieser Neurotransmitter reguliert die Schmerzverarbeitung im Gehirn. Ein Mangel an Serotonin senkt die Schmerzschwelle und macht Migräneanfälle wahrscheinlicher. Wie greift Vitamin B_6 in den Stoffwechsel ein, um bei Migräne helfen zu können?

Vitamin B_6 ist an der Umwandlung der Aminosäure Tryptophan in Serotonin beteiligt. Reicht die Versorgung nicht aus, kommt es häufig zu einer erhöhten Schmerzempfindlichkeit. Durch die Unterstützung der Serotoninproduktion kann Vitamin B_6 also dazu beitragen, die Schmerzschwelle anzuheben und Migräneschmerzen abzumildern.

Darüber hinaus hat Vitamin B_6 noch einen weiteren Wirkort: Es spielt eine wichtige Rolle im Bindegewebe und trägt zur Elastizität, Festigkeit und Regeneration der Faszien bei. Da Faszienspannungen häufig mit Migräne in Verbindung stehen, ergibt sich hier ein zusätzlicher Nutzen. Besonders effektiv ist Vitamin B_6 in Kombination mit Folsäure (Vitamin B_9) und Vitamin B_{12}. Zusammen können diese Vitamine die Homocysteinwerte senken, die bei Migränepatienten oft erhöht sind und mit einer höheren Anfallsneigung in Verbindung stehen.

Dosierung: siehe Therapieteil (Seite 106).

Vitamin B_7 (Biotin)

Biotin spielt eine Rolle im Energiestoffwechsel und bei neurologischen Prozessen. Es gibt Hinweise darauf, dass auch ein Mangel an Biotin zu erhöhten Homocysteinwerten führen kann, was wiederum das Migränerisiko erhöht. Obwohl die Studienlage zu Biotin im Zusammenhang mit Migräne noch recht dünn ist, deuten einzelne Untersuchungen darauf hin, dass eine Ergänzung – oft in Kombination mit anderen Mikronährstoffen – hilfreich sein kann.

Dosierung: siehe Therapieteil (Seite 106).

Folsäure, Vitamin B_9

Folsäure ist ein weiterer Baustein in der Migräneprävention. Studien zeigen, dass eine ausreichende Versorgung mit Folsäure – besonders in Kombination mit Vitamin B_6 und Vitamin B_{12} – die Häufigkeit, Schwere und Dauer von Migräneattacken verringern kann. In einer australischen Studie erhielten Migränepatienten über sechs Monate hinweg Vitamin B_2 und Folsäure. Das Ergebnis: weniger Kopfschmerztage, geringere Schmerzintensität und eine spürbare Besserung der Begleitsymptome.

Der Mechanismus dahinter hängt eng mit der Aminosäure Homocystein zusammen. Ein erhöhter Homocysteinspiegel gilt als Risikofaktor für Migräne, da er Gefäße und Nervenzellen belastet. Bestimmte genetische Varianten – etwa im Gen MTHFR – führen dazu, dass Homocystein schlechter abgebaut wird und Betroffene anfälliger für Migräneattacken sind. Folsäure kann diesen Prozess positiv beeinflussen, indem es gemeinsam mit den anderen B-Vitaminen dazu beiträgt, Homocystein im Blut zu senken. Damit ist Folsäure nicht nur für die Zellteilung und Blutbildung wichtig, sondern auch ein zentraler Nährstoff, um Migräneanfälle langfristig abzumildern.

Dosierung: siehe Therapieteil (Seite 106).

Vitamin B_{12}

Zwischen Vitamin B_{12} und Migräne gibt es einen deutlichen Zusammenhang. Zahlreiche Untersuchungen zeigen, dass Migränepatienten oft niedrigere B_{12}-Spiegel aufweisen als gesunde Personen – besonders bei chronischer Migräne sind die Werte häufig stark reduziert. In einer türkischen Studie aus dem Jahr 2022 wurde der Zusammenhang zwischen dem Vitamin-B_{12}-Spiegel und der Häufigkeit von Migräneanfällen und der Schmerzstärke ganz genau untersucht. Die Forscher fanden heraus, dass die Vitamin-B_{12}-Spiegel bei Patienten mit Migräne deutlich niedriger waren als in der Kontrollgruppe. Die Vitamin-B_{12}-Spiegel von Patienten mit chronischer Migräne waren wiederum niedriger als die von Patienten mit weniger häufigen Migräneanfällen. Als mögliche Ursache diskutieren die Autoren neben Ernährungsfaktoren auch den häufigen Gebrauch von

Schmerzmitteln, der die B_{12}-Aufnahme zusätzlich beeinträchtigen kann.

Der wahrscheinlich wichtigste Mechanismus liegt im Einfluss von Vitamin B_{12} auf den Homocysteinspiegel. Ein Mangel führt oft zu erhöhtem Homocystein, das in höheren Konzentrationen gefäßschädigend und entzündungsfördernd wirkt. Damit steigt das Risiko für Migräneattacken, die zudem schwerer verlaufen können. In Kombination mit Folsäure und Vitamin B_6 trägt Vitamin B_{12} dazu bei, Homocystein im Blut zu senken – und kann so die Häufigkeit und Intensität von Migräneanfällen mindern. Darüber hinaus ist Vitamin B_{12} unverzichtbar für die Blutbildung. Ein Mangel kann zu einer Blutarmut (Anämie) führen, die sich durch Müdigkeit, Erschöpfung, Konzentrationsstörungen und Kopfschmerzen bemerkbar macht – Beschwerden, die Migränepatienten zusätzlich belasten können.

Coenzym Q10 (Ubichinon/Ubichinol)
Coenzym Q10, auch als Ubichinon oder in seiner aktiven Form Ubichinol bekannt, spielt eine zentrale Rolle in der körpereigenen Energieproduktion. Es ist ein unverzichtbarer Bestandteil der Atmungskette in den Mitochondrien, den »Kraftwerken« unserer Zellen, und sorgt dafür, dass ausreichend Energie für alle lebenswichtigen Prozesse zur Verfügung steht. Darüber hinaus wirkt Q10 als starkes Antioxidans: Es neutralisiert freie Radikale, welche die Zellen schädigen und deren Funktionsfähigkeit beeinträchtigen können. Migränepatienten weisen in Studien oft niedrigere Q10-Spiegel auf als gesunde Personen, was auf eine Beteiligung von Störungen im Energiestoffwechsel hinweist. Ergänzend zeigen Untersuchungen, dass Q10 entzündungsfördernde Prozesse hemmen und den Migränemarker CGRP (Calcitonin Gene-related Peptide) senken kann – ein Eiweiß, das maßgeblich an der Entstehung von Migräneschmerzen beteiligt ist. Eine Schweizer Studie am Universitätsspital Zürich lieferte schon vor mehr als 15 Jahren eindrucksvolle Ergebnisse: Bei Patienten, die drei Monate lang täglich 300 mg Coenzym Q10 einnahmen, halbierte sich bei fast der Hälfte die Zahl der Migräneanfälle. Auch die Intensität und Dauer der Attacken konnten deutlich reduziert werden. Weitere Studien bestätigen diese Wirkung und deuten darauf hin, dass Q10 nicht nur Migräne vorbeugt, sondern auch die allgemeine Konzentrationsfähigkeit verbessert.

Die wirksame Dosierung zur Migräneprophylaxe liegt zwischen 200 und 400 mg pro Tag, am besten auf morgens und mittags verteilt. Ein Nachteil ist allerdings der Preis: Coenzym Q10 gehört zu den teureren Nahrungsergänzungen. Dennoch berichten viele Betroffene von spürbaren Verbesserungen, nicht nur in Bezug auf die Häufigkeit von Migräneanfällen, sondern auch auf Energie, Leistungsfähigkeit und Wohlbefinden.

Dosierung: siehe Therapieteil (Seite 106).

Homocystein – wenn der Stoffwechsel aus dem Gleichgewicht gerät

Homocystein ist eine schwefelhaltige Aminosäure, die normalerweise in eine andere Aminosäure, nämlich Methionin, umgewandelt wird. Dafür braucht der Körper bestimmte B-Vitamine. Fehlen diese oder liegt eine Stoffwechselstörung vor, steigt der Homocysteinspiegel an.

Homocystein und Migräne

Erhöhte Homocysteinwerte gelten als Risikofaktor für Herz-Kreislauf-Erkrankungen – und auch für Migräne. Der Grund: Homocystein kann die Gefäße schädigen, Entzündungen fördern und so die Entstehung von Migräne begünstigen. Der Homocysteinspiegel ist bei Männern in der Regel höher als bei Frauen, steigt aber bei beiden mit dem Alter an.

Bestimmte Frauengruppen haben ein besonderes Risiko für erhöhte Werte:

- Frauen mit hormoneller Verhütung: Hormonelle Verhütungsmittel können den Stoffwechsel von B-Vitaminen beeinflussen und zu einem Anstieg der Homocysteinwerte führen.
- Schwangere Frauen: Während der Schwangerschaft steigt der Bedarf an B-Vitaminen, um das Wachstum des Fötus zu unterstützen. Ein Mangel an B-Vitaminen kann zu erhöhten Homocysteinwerten und in der Folge zu einem höheren Migränerisiko führen.
- Frauen mit genetischen Veränderungen: Einige genetische Varianten, wie z. B. MTHFR, können den Abbau von Homocystein beeinflussen und zu erhöhten Werten führen.

Wie kann man den Homocysteinspiegel senken?

- Eine vitaminreiche Ernährung mit viel Obst, Gemüse und Fisch ist empfehlenswert. Besonders wichtig sind Folsäure-reiche Lebensmittel wie Kohl, Blattsalate, Apfelsinen, Erdbeeren, Honigmelone und Kirschen.
- Gezielte B-Vitamin-Zufuhr: Die Vitamine B_6, B_{12} und Folsäure spielen eine entscheidende Rolle beim Abbau von Homocystein. Eine ausreichende Zufuhr dieser Vitamine, entweder durch die Ernährung oder durch Nahrungsergänzungsmittel, ist ratsam.
- Lebensstil: Rauchen und übermäßiger Alkoholkonsum sollten vermieden werden, da sie das Risiko für erhöhte Homocysteinwerte und Herz-Kreislauf-Erkrankungen erhöhen.

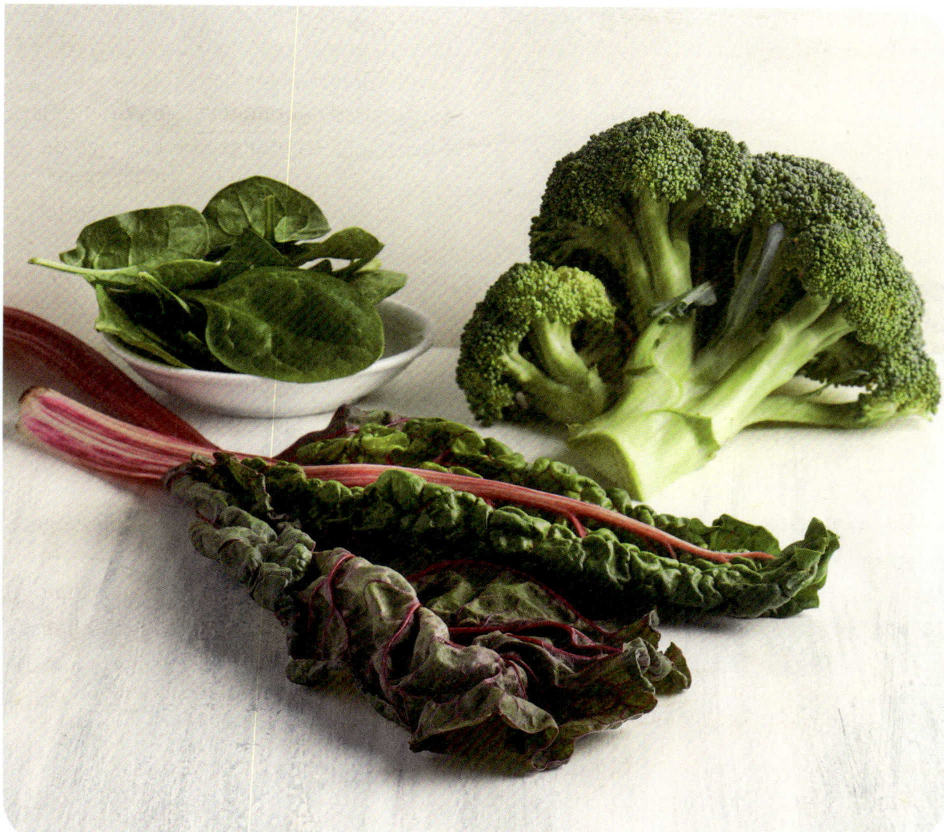

Vitamin D_3

Vitamin D_3 ist sehr wichtig für den Knochen- und Zahnstoffwechsel, da es die Aufnahme von Kalzium und Phosphat im Magen-Darm-Trakt reguliert. Es spielt aber auch eine sehr wichtige Rolle bei der Funktion des Immunsystems, der Muskelkraft und der Zellteilung. Besonders hervorzuheben ist sein entzündungshemmender Effekt – sowohl bei Autoimmunerkrankungen wie Rheuma, Multipler Sklerose oder Schuppenflechte als auch im Zusammenhang mit chronischen Entzündungen und sogar bei der Risikoreduktion für bestimmte Krebserkrankungen.

In Deutschland hält sich dennoch eine gewisse Skepsis gegenüber der Supplementierung. Die Sorge gilt meist einer möglichen Überdosierung. Tatsächlich ist eine Vitamin-D-Vergiftung äußerst selten und tritt fast ausschließlich bei langfristig extrem hohen Dosierungen auf. Ein Grund dafür liegt im Zusammenspiel verschiedener Nährstoffe: Damit Kalzium nicht im Blut verbleibt, sondern in Knochen und Zähne eingebaut wird, sind neben Vitamin D_3 auch Vitamin K_2, Magnesium, Bor und Mangan wichtig. Sie sorgen dafür, dass das Kalzium an seinem richtigen Platz landet – ein Zusammenhang, der besonders für Menschen mit Osteoporose bedeutsam ist.

Eine kleine Anmerkung: Dass der Körper große Mengen Vitamin D_3 ohne Probleme verträgt, zeigt ein einfacher Blick auf die Natur: Helle Hauttypen produzieren bei nur 20 Minuten Sonnenexposition von Gesicht und Unterarmen im Sommer durchschnittlich rund 20000 I. E. Vitamin D_3. Wäre diese Menge schädlich, hätten ganze Generationen von Nordeuropäern schon vor Jahrzehnten gesundheitliche Probleme entwickelt – das Gegenteil ist der Fall.

Auch im Zusammenhang mit Migräne gibt es überzeugende Hinweise. In klinischen Studien führte eine tägliche Gabe von 2.000 I. E. Vitamin D über drei Monate zu einer spürbaren Verbesserung: die Teilnehmer hatten signifikant weniger Kopfschmerztage (4,7 statt 6,4 Tage pro Monat), kürzere Migräneattacken (13 statt 18 Stunden pro Anfall) und weniger Schmerzmittelbedarf als die Placebogruppe. Auch die Intensität der Kopfschmerzen war geringer.

Der Wirkmechanismus wird auf die entzündungshemmenden Eigenschaften von Vitamin D zurückgeführt. Bestimmte Entzündungsmarker im Blut, die bei Migräne erhöht sind, konnten durch die Supplementierung gesenkt werden. Menschen mit niedrigen Vitamin-D-Spiegeln scheinen zudem anfälliger für Migräneattacken zu sein, sodass eine ausreichende Versorgung sowohl vorbeugend als auch lindernd wirken kann.

Dosierung: siehe Therapieteil (Seite 106).

Mikronährstoffstatus bestimmen – ja oder nein?

Die Frage liegt nahe: Sollte man überhaupt Mikronährstoffe einnehmen, ohne vorher zu wissen, ob wirklich ein Mangel vorliegt? Grundsätzlich ist es möglich, den eigenen Status bestimmen zu lassen. Spezialisierte Labore bieten verschiedene Analysen an: Vollblut-Mineralprofile, Bestimmungen des Omega-3-/-6-Index, Vitaminspiegel oder Aminosäurenanalysen. Die Analyse sollte in Begleitung eines Arztes oder Heilpraktikers erfolgen, der mit einem zertifizierten Labor zusammenarbeitet und die Ergebnisse auf Plausibilität prüft und gemeinsam mit dem Patienten einen Plan erarbeitet. Das Ganze ist nämlich nicht einfach. Zum einen unterscheiden sich die Referenzbereiche je nach Labor, zum anderen ist jeder Mensch einzigartig – mit individuellem Stoffwechsel, Körperbau und Bedürfnissen. Deshalb sollten die Werte immer im Kontext betrachtet und gemeinsam mit einem Experten besprochen werden.

Ein weiterer Punkt: Es gibt nicht nur die Kategorien »Mangel« und »Normalbereich«, sondern auch sogenannte Prophylaxe- und Therapiebereiche. So kann es sein, dass jemand im »Normalbereich« liegt, aber dennoch von höheren Dosierungen profitiert. Ein Beispiel: Magnesium im mittleren Normbereich reicht vielleicht nicht aus, um Muskelverspannungen zu lösen und Migräneattacken zu lindern. Hier können gezielt höhere the-

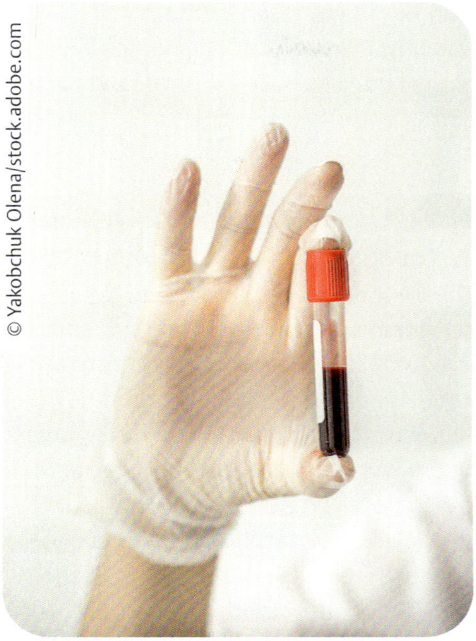
© Yakobchuk Olena/stock.adobe.com

rapeutische Dosierungen sinnvoll sein – abgestimmt auf den individuellen Bedarf. Dieses Vorgehen hat Tradition: Schon der Nobelpreisträger Linus Pauling, ein Pionier der orthomolekularen Medizin, arbeitete mit hohen Mikronährstoffdosierungen und konnte so viele Zusammenhänge zwischen Nährstoffspiegeln, Wirkung und Nebenwirkung dokumentieren.

Leider übernehmen in der Regel nur die privaten Krankenkassen die Kosten für umfassende Mikronährstoffanalysen. Auch die Kosten für Nahrungsergänzungsmittel werden meist nicht übernommen – mit wenigen Ausnahmen wie Vitamin D_3, Kalzium, Folsäure oder Vitamin B_{12}. In manchen Fällen erstatten private Zusatzversicherungen einen Teil der Ausgaben, wenn die Präparate per Privatrezept verordnet wurden.

Worauf sollte man bei der Wahl von Nahrungsergänzungsmitteln achten?

Die Welt der Nahrungsergänzungsmittel ist ein Dschungel. Es gibt Discounterprodukte in Supermärkten und Drogerien, Apothekenprodukte, Produkte, die in Reformhäusern und Biomärkten angeboten werden, Produkte von Internetfirmen sowie von zahlreichen Firmen, die ihre Ware über Online-Plattformen verkaufen. Neben der Bezeichnung »Nahrungsergänzungsmittel« (kurz NEM) sind auch Begriffe wie »Mikronährstoffe«, »Orthomolekularia« oder »Supplements« gebräuchlich.

Die Inhaltsstoffe können entweder aus natürlichen Quellen stammen, etwa durch Extraktion aus Pflanzen, oder synthetisch im Labor hergestellt sein. Kompakte Multipräparate machen nur selten Sinn, da in solchen Mischungen einzelne Stoffe oft zu niedrig dosiert sind, während andere in der richtigen Menge enthalten sind. Für gesunde Menschen können sie eine Art Basisprophylaxe sein, für gezielte therapeutische Zwecke sind sie jedoch meist ungeeignet.

Ein weiteres Problem: Nahrungsergänzungsmittel gelten rechtlich als Lebensmittel. Das bedeutet, dass die deklarierten Inhaltsstoffe im gesetzlich erlaubten Rahmen um bis zu 50 % abweichen dürfen. Eine unabhängige staatliche Prüfung findet nicht statt –, nur wenn es Hinweise auf gesundheitsschädliche Inhaltsstoffe oder Verunreinigungen gibt, werden Produkte kontrolliert.

Ketzerisch gesagt: Mit der erlaubten Abweichung lässt sich von Seiten der Firmen durchaus viel Geld einsparen. Unabhängige Analysen sind teuer: Eine einzige Probe kann mehrere Hundert Euro kosten. Für Verbraucher ist es daher kaum möglich, die Qualität eigenständig zu überprüfen.

Dennoch gibt es einige hilfreiche Orientierungspunkte:

- Produkte sollten möglichst frei von Farbstoffen, Geschmacksstoffen, Süßstoffen, Rieselhilfen, Kapselweichmachern und Konservierungsmitteln sein.
- Empfehlenswert sind Präparate, die in Deutschland oder der EU produziert und abgefüllt werden, da hier strengere Qualitätsstandards gelten.
- Bei manchen Nährstoffen – wie Magnesium – ist auch der Trägerstoff entscheidend für die Verträglichkeit und Wirksamkeit.
- Naturstoffe haben Vorteile, allerdings schwankt ihr Gehalt je nach Herkunft und Jahreszeit. Für eine exakte Dosierung können standardisierte synthetische Präparate geeigneter sein.
- Oft sind Produkte von kleineren oder familiengeführten Unternehmen eine

Warum steigen die Werte manchmal nicht?

Manche Menschen nehmen regelmäßig Nahrungsergänzungsmittel ein und sind überrascht, wenn die Blutwerte dennoch kaum ansteigen.

Dafür kann es mehrere Gründe geben:

- Zu kurze Kontrollintervalle: Der Körper braucht Zeit, um Speicher aufzufüllen. Zwei Monate reichen oft nicht aus, um deutliche Veränderungen zu sehen.
- Gestörte Aufnahme im Darm: Entzündungen, ein Ungleichgewicht der Darmflora oder chronische Erkrankungen können die Resorption von Vitaminen und Mineralstoffen behindern.
- Individuelle Unterschiede im Stoffwechsel: Jeder Mensch verarbeitet Nährstoffe anders. Manche benötigen deutlich höhere Dosierungen, damit ein Effekt sichtbar wird.
- Wechselwirkungen mit anderen Stoffen: Manche Nährstoffe konkurrieren bei der Aufnahme miteinander (z. B. Kalzium und Magnesium), andere werden nur in Kombination mit »Partnerstoffen« (z. B. Vitamin D mit Vitamin K_2 und Magnesium) optimal verwertet.
- Lebensstilfaktoren: Stress, bestimmte Medikamente, Alkohol oder Rauchen können den Nährstoffverbrauch im Körper erhöhen.

Wichtig ist daher, Geduld zu haben, die Ursachen systematisch abzuklären und die Supplementierung gegebenenfalls gemeinsam mit einer Ärztin oder einem Therapeuten anzupassen.

gute Wahl, da hier die Wahrscheinlichkeit höher ist, dass die tatsächlichen Inhaltsstoffe mit den Angaben auf dem Etikett übereinstimmen.

Nahrungsmittelunverträglichkeiten

Viele Menschen leiden unter Blähungen, Bauchschmerzen oder unspezifischen Verdauungsproblemen. Nicht selten steckt dahinter eine Nahrungsmittelunverträglichkeit – und diese kann bei manchen Betroffenen auch Migräne begünstigen oder Attacken verstärken.

Typische Symptome und Ursachen

Ein aufgeblähter Bauch, Völlegefühl und Druckschmerzen treten häufig nach dem Essen auf. Besonders auffällig sind Beschwerden in bestimmten Bauchregionen, z. B. rechts unten (Bauhin'sche Klappe zwischen Dünn- und Dickdarm) oder rechts/links oben (Darmkrümmungen). Ursache sind oft Gase, die im Verdauungstrakt nicht ausreichend abgeleitet werden.

Bei vielen Betroffenen treten solche Beschwerden in Verbindung mit Migräneattacken auf. Das zeigt: Der Darm spielt eine zentrale Rolle im Gesamtgeschehen.

Laktoseintoleranz – ein häufiger Auslöser

Viele Menschen stellen fest, dass Milchprodukte Beschwerden verursachen. Ein klassischer Hinweis ist ein Blähbauch nach Milchkaffee oder Müsli. Ursache ist meist ein Mangel am Enzym Laktase, das den Milchzucker (Laktose) spaltet. Ohne

»Blähbauch-Schmerzen«

Viele vermeintliche »Blinddarmattacken« entpuppen sich in der Notaufnahme als massiver Blähbauch. Entwarnung gibt es, wenn:

- kein Fieber oder starkes Erbrechen vorliegt,
- Blutwerte unauffällig sind,
- Ultraschall und Urin keine Auffälligkeiten zeigen.

Ein bisschen Wärme, ggf. krampflösende Kräutertees (Kümmel, Fenchel, Anis, Dill, Pfefferminze), eine vorsichtige, äußere Darmmassage im Uhrzeigersinn sowie ein leichter Spaziergang sind in der Regel gut wirksame Maßnahmen. Auf stark blähende Lebensmittel (Zwiebel, Lauch, Porrée, Bohnen, Linsen und Erbsen) sollte für ein paar Tage verzichtet werden.

Medikamentöse Hilfe gegen übermäßige Blähungen

- Iberogast Advance
- Carmenthin: Pfefferminzöl und Kümmelöl in magensaftresistenter Kapsel
- Gasteo-Tropfen: Gänsefingerkraut, Süßholzwurzel, Angelikawurzel, Benediktenkraut, Wermutkraut, Kamillenblüten
- Carvomin-Tropfen: Angelikawurzeln, Benediktenkraut und Pfefferminzblätter
- Digesto-Hevert-Tropfen: homöopathisches Komplexmittel mit Eichhornia Dil. D1, Okoubaka Dil. D2, Quassia-amara-Urtinktur und Taraxacum Dil. D1
- Simeticon: Dieser Wirkstoff reduziert die Oberflächenspannung von Gasblasen, wodurch diese zerfallen und die darin eingeschlossenen Gase freigesetzt werden. Diese freigesetzten Gase können dann in kleineren Portionen und somit leichter vom Körper ausgeschieden werden. (Lefax-Kautabletten/-Tropfen, Sab-Simplex-Tropfen, Velgastin, Simeticon-Generika).

Leider enthalten viele dieser Produkte eine Reihe künstlicher Zusätze wie Titandioxid oder künstliche Aromen.

ausreichende Laktase kommt es zu Gärung im Darm – mit Gasbildung, Bauchschmerzen und manchmal auch Durchfall. Hintergrund: In der Evolution war Milch nach der Stillzeit nicht vorgesehen. Daher verlieren viele Menschen die Fähigkeit zur Laktoseverdauung – in Europa etwa 15–20%, in Asien sogar bis zu 90%.

Therapie: Verzicht auf Milchprodukte oder Einsatz von laktosefreien Varianten. Alternativ können Laktase-Tabletten vor laktosehaltigen Mahlzeiten eingenommen werden.

Migräne-Bezug: Bei manchen Betroffenen bessern sich Migräneattacken, wenn Milchprodukte reduziert werden.

Laktose als Reizstoff: In hoher Konzentration wirkt Laktose abführend. Deshalb wird in Kliniken Milchzuckersirup als mildes Abführmittel eingesetzt.

IgG-vermittelte Nahrungsmittelunverträglichkeiten (»Leaky Gut«)

Neben Laktose oder Gluten gibt es noch eine weitere Form von Unverträglichkeiten: das Immunsystem reagiert mit IgG-Antikörpern auf bestimmte Lebensmittel. Damit es dazu kommt, müssen Teile der Nahrungsmittel (Allergene) die Darmwand passieren. Das kann in einem gesunden Darm nicht passieren. Aber ein gereizter Darm, zum Beispiel nach einer längeren Phase der Antibiotika-Einnahme, weist eine erhöhte Durchlässigkeit (intestinale Permeabilität) auf, durch die einige etwas größere Lebensmittelstückchen durch die einzelnen Schichten der Darmwand gelangen können und im Blut landen. Dies ist auch als »Leaky Gut« (= engl. undichter Darm) bekannt.

Im Blut treffen sie auf das Immunsystem, was die Teilchen klar als Fremdlinge (= Allergene) ausweist und zerstört. Schaffen es wiederholt die gleichen Nahrungsmittelstücken durch die Darmwand, erfolgt eine Sensibilisierung. Das bedeutet, dass der Feind bekannt ist und die Produktion von Antikörpern begonnen wird, um den Feind schneller zu erkennen und zu bekämpfen. Selbst wenn der Darm sich wieder erholt hat und die Darmwand dank verschiedener Maßnahmen (siehe Darmsanierung) wieder »dicht« ist, genügt der Kontakt mit dem ehemaligen Störenfried im Magen-Darm-Trakt an der Schleimhaut, um eine Reaktion auszulösen und parallel auch noch die Antikörperproduktion weiterlaufen zu lassen. Je häufiger und mengenmäßig man mehr von dem Allergen isst, desto heftiger werden die Reaktionen.

Typische Symptome:

- unklare Magen-Darm-Beschwerden wie Blähungen, Bauchschmerzen, Durchfall oder Verstopfung
- Hautprobleme (Ekzeme, Neurodermitis, Juckreiz)
- Erschöpfung, Konzentrationsprobleme

- Infektanfälligkeit
- Hyperaktivität
- unklare Gewichtsschwankungen
- wahrscheinlich auch chronische Darmerkrankungen wie Colitis ulcerosa und Morbus Crohn

Migräne-Bezug: Zahlreiche Patienten berichten von deutlich reduzierten Migräneattacken, wenn nach einem positiven IgG-Test bestimmte Lebensmittel konsequent gemieden werden.

Schulmedizin vs. Komplementärmedizin

Die IgG-Testung und Eliminationsdiät sind in der klassischen Schulmedizin kaum etabliert. Häufig wird der Ansatz belächelt – ähnlich wie früher bei Vitamin D. Viele Heilpraktiker und komplementärmedizinisch orientierte Ärzte nutzen die Tests aber erfolgreich in der Praxis.

Entscheidend ist, dass die Methode verantwortungsvoll eingesetzt wird:

- nur begleitend zur schulmedizinischen Therapie
- ohne riskante Diäten oder überhöhte Zusatzkosten
- mit enger Betreuung und individueller Anpassung

Diagnostik:

- Blutentnahme in einem spezialisierten Labor (z. B. BIOVIS, Ganzimmun, IMD Berlin)
- Bestimmung der IgG-Antikörper gegen zahlreiche Lebensmittel
- Einteilung in »RAST-Klassen« (von leicht bis stark auffällig)
- konsequente Eliminationsdiät je nach Schweregrad:
  - RAST-Klassen 1 & 2, leichte Reaktionen: gelegentlicher Verzehr möglich
  - RAST-Klassen 3 & 4, stärkere Reaktionen: 3–4 Monate Pause
  - RAST-Klassen 5 & 6, sehr starke Reaktionen: mindestens 6 Monate strikt meiden

Praktische Herausforderung: Besonders bei Ei, Milch (Kasein) oder Weizen ist die Umsetzung schwer, da diese in unzähligen Lebensmitteln versteckt sind. Erste Verbesserungen zeigen sich aber oft schon nach wenigen Wochen, messbare Abnahmen der Antikörperwerte erst nach 9–12 Monaten.

Darmpflege

Unsere Därme leiden unter großer Langeweile. Wie schon im Abschnitt über Zahnspangen (Seite 33) erklärt, geht es dem Dünn- und Dickdarm ähnlich, was die Verarbeitung der Nahrungsmittel angeht. Wenn das Essen verarbeitet ist, nicht mehr ausreichend »richtige« Vollkornprodukte gegessen werden, hat die

Darmmuskulatur kaum noch etwas zu tun und wird müde und schlaff. Das Bindegewebe wird weich.

Dahinter steht sogar eine Krankheit, die immer mehr Menschen betrifft: die Divertikulose. Das sind kleine Aussackungen des Dickdarms. Die Divertikulose kann gefährlich werden, denn in diesen kleinen Säckchen kann sich Nahrungsbrei verfangen und gären, was zu Entzündungen führt – aus der Divertikulose wird eine Divertikulitis (-itis ist immer der Wortanhang für eine Entzündung: z.B. Bronchitis).

Im Akutfall oder nach einer Teilentfernung des Darms empfiehlt man leicht verdauliche Kost (z.B. Weißbrot, wenig Ballaststoffe). Langfristig gilt jedoch das Gegenteil: Nach Abheilung braucht der Darm Ballaststoffe, um wieder zu arbeiten und kräftiger zu werden. Ergänzend unterstützen Vitamin C, Zink, Selen und B-Vitamine die Stabilität des Bindegewebes.

Präbiotika und Probiotika – was ist der Unterschied?

- Probiotika = lebende Mikroorganismen (z.B. Milchsäurebakterien), die die Darmflora positiv beeinflussen.
- Präbiotika = Ballaststoffe wie Akazienfasern oder Inulin, die den guten Bakterien als Nahrung dienen.

Beides wirkt synergistisch: Probiotika bringen Bakterien in den Darm, Präbiotika sorgen dafür, dass sie sich dort gut vermehren.

Ballaststoffe und Präbiotika: Akazienfasern als Favorit

Flohsamenschalen und Leinsamen sind bewährte Quellstoffe, haben aber natürliche Abwehrstoffe in ihren Samenschalen, die empfindliche Därme reizen können.

Akazienfaser ist hier oft besser verträglich: Sie wird aus dem Harz des Akazienbaums gewonnen, ist sanft zum Darm, reguliert die Verdauung zuverlässig und wirkt gleichzeitig als Präbiotikum – also als Futter für die guten Darmbakterien. Empfehlung: mit 1 TL pro Tag beginnen, langsam steigern bis 1–2 EL täglich. Besonders sensible Menschen starten mit einer noch geringeren Dosis.

Das Mikrobiom – unser »unsichtbares Organ«

Das Darmmikrobiom ist die Gesamtheit aller Mikroorganismen, die den menschlichen Darm besiedeln – dazu zählen vor allem Bakterien, aber auch Viren, Pilze, einzellige Mikroorganismen und Einzeller. Es wird häufig auch als »unterschätztes Organ« bezeichnet, weil es zahlreiche lebenswichtige Funktionen übernimmt.

Hauptfunktionen des Darmmikrobioms

Verdauung und Nährstoffaufnahme: Darmbakterien helfen bei der Aufspaltung von Nahrungsbestandteilen, die der menschliche Körper allein nicht verdauen kann, und produzieren dabei kurzkettige Fettsäuren als Energiequelle für die Darmwand.

Vitaminproduktion: Bestimmte Bakterien produzieren wichtige Vitamine, etwa verschiedene B-Vitamine (z. B. B_1, B_2, B_6, B_{12}), Folsäure und Vitamin K.

Schutz vor Krankheitserregern: Das Mikrobiom verhindert die Ausbreitung schädlicher Keime und unterstützt das Immunsystem, indem es die Darmschleimhaut schützt und Immunzellen trainiert.

Entgiftung: Es hilft beim Abbau und der Neutralisierung von Giftstoffen und Fremdstoffen wie Medikamenten oder Umweltchemikalien.

Immunabwehr: Rund 70 % aller antikörperproduzierenden Immunzellen befinden sich im Darm, weshalb das Darmmikrobiom eine zentrale Rolle für das Immunsystem spielt.

Die Zusammensetzung des Darmmikrobioms ist individuell sehr verschieden und wird durch Faktoren wie Geburtsmodus (natürliche Geburt, Kaiserschnitt),

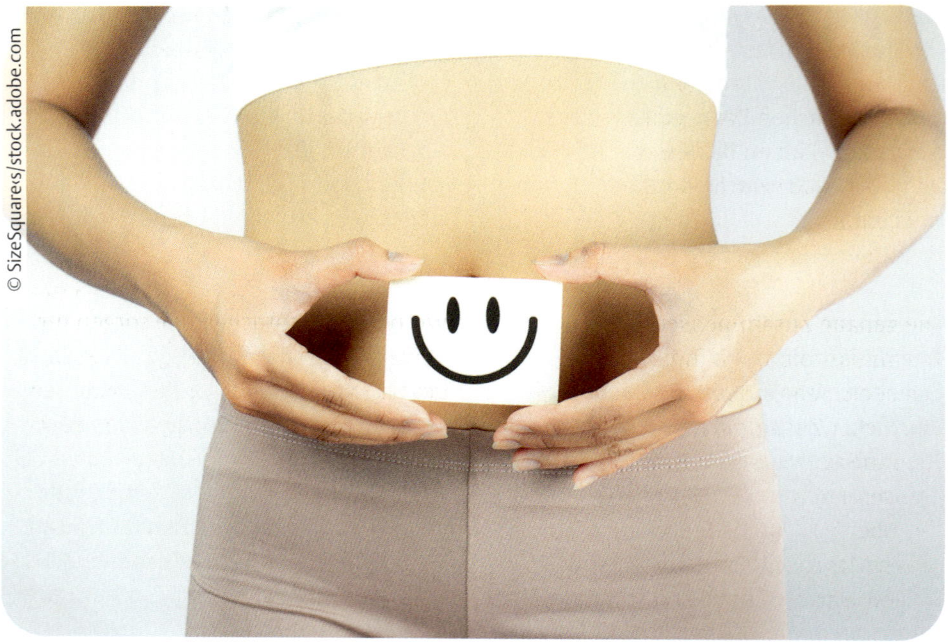

Ernährung, Lebensstil, Alter und Umwelt beeinflusst. Ein ausgewogenes, vielfältiges Mikrobiom gilt als Zeichen für Gesundheit, während ein Ungleichgewicht (Dysbiose) oder eine fehlende Artenvielfalt mit verschiedenen Erkrankungen in Verbindung gebracht wird.

Zusammengefasst ist das Darmmikrobiom ein komplexes, dynamisches Ökosystem, das extrem zur Gesundheit und zum Wohlbefinden beiträgt. Durch unsere relativ einseitige Ernährung, das Fehlen von Mikronährstoffen, Präbiotika und dem ständigen Kontakt mit künstlichen Stoffen – inklusive Antibiotika – kann es zu einer Fehlbesiedlung also einer fehlerhaften Zusammensetzung des Mikrobioms kommen.

Der Zusammenhang zwischen Darm und Migräne

Im menschlichen Darm gibt es eine enorme Vielfalt an Bakterienarten – mehr als 1000 verschiedene wurden bereits entdeckt, wobei jeder Mensch im Schnitt etwa 160 Arten trägt.

Die genaue Zusammensetzung des Darmmikrobioms ist individuell verschieden. Sehr interessant ist, dass ein deutlicher Zusammenhang zwischen Migräne und Magen-Darm-Erkrankungen gefunden wurde. In einer Studie, an der über 780 000 Patienten mit chronischen Magenschleimhautentzündungen, Magen-Darm-Geschwüren, Dyspepsie (Sammelbegriff für Sodbrennen, Völlegefühl, Blähungen und vorzeitigem Sättigungsgefühl), entzündlichen Darmerkrankungen und Reizdarmsyndrom teilnahmen, wurde die Häufigkeit von Migräne im Vergleich zu gesunden Patienten verglichen.

Das Ergebnis:

- Menschen mit Magen-Darm-Erkrankungen hatten ein 3,5-fach erhöhtes Risiko für Migräne.
- Je mehr Erkrankungen gleichzeitig vorlagen, desto höher das Risiko – bis zu 25-fach bei multiplen Erkrankungen.
- Besonders häufig betroffen: Reizdarm, chronische Magenschleimhautentzündung, Magen-Darm-Geschwüre, Dyspepsie.
- Auch Migränepatienten, die bereits Medikamente erhielten, hatten häufiger Magen-Darm-Erkrankungen als Gesunde.

Wege zur Stärkung des Mikrobioms

Über Präbiotika wie Akazienfasern und eine ballaststoffreiche Ernährung haben wir bereits gesprochen: Sie sorgen für Bewegung im Darm, eine gesunde Passagezeit und dienen den guten Bakterien als Futter. Dass eine biologische Ernährungsweise von möglichst unverarbeiteten Lebensmitteln ohne künstliche Zusätze sinnvoll ist, ist uns auch bewusst. Oft reicht das nicht – der Darm braucht zusätzlich gezielte Pflege.

L-Glutamin – Nahrung für die Darmwand

L-Glutamin ist die mengenmäßig häufigste Aminosäure im menschlichen Körper und übernimmt viele Aufgaben. Unter anderem ist L-Glutamin für die Gesundheit der Darmschleimhaut und die Funktion der Darmbarriere zuständig. Besonders in Zeiten erhöhten Bedarfs (z. B. Stress, Krankheit, intensive körperliche Belastung) kann eine ausreichende Versorgung mit L-Glutamin helfen, die Darmgesundheit zu erhalten oder wiederherzustellen. Ein Mangel kann zu einer erhöhten Durchlässigkeit der Darmwand (»Leaky Gut«) führen. Zum Glück ist L-Glutamin in Kapsel- oder Pulverform recht günstig zu kaufen. Je nach Ausprägung der Beschwerden liegt die Dosisempfehlung bei 5–20 g pro Tag. Sensible Menschen fangen mit weniger an und steigern langsam.

Probiotika – welche Bakterien sind hilfreich?

Für die gezielte Pflege des Mikrobioms können Probiotika eingesetzt werden – also lebende Mikroorganismen, die den Darm besiedeln und stabilisieren.

Besonders bewährt sind:

- Laktobakterien
- Bifidobakterien
- Enterokokken
- bestimmte Stämme von Escherichia coli
- die Hefe Saccharomyces boulardii

Sie sind in Kapseln, Pulvern oder Flüssigpräparaten erhältlich. Empfehlenswert ist die Einnahme 20 Minuten vor einer Mahlzeit oder zum ersten Bissen, da so die Passage durch die Magensäure besser gelingt. Es gibt genau wie bei den Mikronährstoffen einen Dschungel an verschiedenen Präparaten, sodass es sinnvoll ist, die Einnahme mit einem spezialisierten Arzt oder Heilpraktiker zu besprechen. Ein wichtiges Qualitätskriterium: Das Präparat sollte mindestens 1 Milliarde lebensfähige Bakterien pro Gramm enthalten. Dabei gilt nicht »viel hilft viel«, sondern die richtige Bakterienkombination für das jeweilige Problem. Oft sind mehrere aufeinanderfolgende »Darmsanierungen« notwendig, bis die gewünschte Balance wiederhergestellt ist.

Auch über Lebensmittel lässt sich die Darmflora stärken.

Besonders wertvoll sind fermentierte Produkte:

- Milchprodukte: Naturjoghurt, Kefir, Buttermilch, Dickmilch, Ayran, einige Käsesorten (z. B. Gouda, Parmesan, Gruyère, Harzer)
- fermentiertes Gemüse: Sauerkraut, Kimchi, milchsauer eingelegte Gurken oder Rote Bete
- Getränke: Kombucha, Wasserkefir, Brottrunk, Sauerkrautsaft
- Sojaprodukte: Tempeh, Miso

Eine gezielte Stuhlanalyse kann zeigen, welche Bakterienstämme fehlen oder überwiegen. Sie sollte allerdings immer von einer fachkundigen Ärztin oder einem Heilpraktiker interpretiert werden, da es nicht nur auf die Arten, sondern auch auf deren Mengenverhältnisse ankommt.

Bitterstoffe – unterschätzte Helfer
Bitterstoffe sind im modernen Speiseplan selten geworden, obwohl sie eine Vielzahl gesundheitsfördernder Effekte haben, vor allem auf Verdauung, Stoffwechsel, Abwehrkräfte.

Bitterstoffe:

- Regen Speichel, Magensaft und Gallenflüssigkeit an und verbessern so die Verdauung.
- Stabilisieren den Blutzuckerspiegel und können Heißhunger auf Süßes dämpfen.
- Fördern die Abwehrkräfte über die Darmschleimhaut.
- Regen die Leberfunktion an und unterstützen die Entgiftung.
- Helfen, den Säure-Basen-Haushalt zu regulieren.
- Wirken teilweise antibakteriell und entzündungshemmend.

Bitterstoffe sind in einer Vielzahl von Lebensmitteln enthalten, darunter Gemüse wie Chicorée, Radicchio, Rosenkohl, Grünkohl, Artischocken und Auberginen, sowie Salate wie Rucola und Endivie. Auch Zitrusfrüchte wie Grapefruit und Zitrone sowie Kräuter und Gewürze wie Kurkuma, Thymian und Ingwer sind reich an Bitterstoffen. Da viele moderne Züchtungen extra »entbittert« wurden, lohnt es sich, zusätzlich auf Bitterelixiere oder Tropfenpräparate zurückzugreifen.

Der ultimative Geheimtipp

Wenn das Verlangen nach Süßem oder Salzigem trotz einer ausreichenden »Portion« nicht aufhört, einfach 10–25 Tropfen Bitterstoff in den Mund geben, mit Wasser nachspülen und am besten Zähne putzen und rausgehen. Der Heißhunger vergeht in der Regel ziemlich schnell. Es bietet sich also an, ein Fläschchen mit Bitterstoff direkt in den Süßigkeitenschrank zu stellen.

Dosierung: siehe Produktempfehlungen (Seite 126).

Darm-Hirn-Achse

Lange Zeit galt der Darm lediglich als Verdauungsorgan. Heute weiß man: Diese Sichtweise unterschätzt seine Rolle massiv. Im Zentrum der Forschung steht die sogenannte Darm-Hirn-Achse – die enge, bidirektionale Verbindung zwischen Verdauungssystem und Gehirn.

Über Nervenbahnen, Botenstoffe und das Mikrobiom kommuniziert der Darm fortwährend mit dem zentralen Nervensystem. Diese Signale beeinflussen nicht nur Stimmung und Stresslevel, sondern auch das Schmerzgeschehen. Neuere Studien zeigen, dass gerade bei Migräne neurochemische Botenstoffe (z.B. Neuropeptide) und die Zusammensetzung der Darmflora eine wichtige Rolle spielen.

Das bedeutet: Beschwerden wie Blähbauch, Unverträglichkeiten oder eine gereizte Darmwand sind nicht nur ein lokales Problem, sondern können den gesamten Körper in eine Spannungslage bringen, die bis in den Nacken und den Kopf ausstrahlt und Migräneanfälle begünstigt.

Unverträglichkeiten gegenüber bestimmten Zusatzstoffen

Neben klassischen Lebensmittelunverträglichkeiten können auch Zusatzstoffe (E-Nummern) Migräneanfälle provozieren. Die Reaktionen sind individuell sehr unterschiedlich – bei manchen reicht schon eine geringe Menge, andere bleiben unempfindlich. Ein Grundsatz lautet jedoch: Die Dosis macht das Gift.

Besonders bekannte Auslöser sind:

Aspartam (E951): Dieser künstliche Süßstoff wird häufig in Light-Produkten verwendet und kann bei empfindlichen Personen Kopfschmerzen, Migräne und

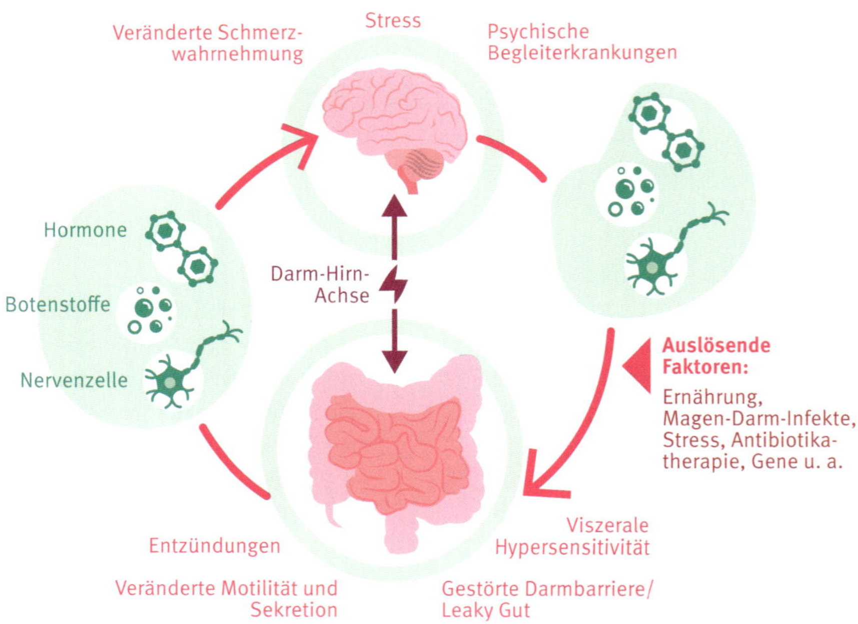

Iburg A, Storr M. Köstlich essen Reizdarm. Über 80 Rezepte: das neue Konzept zu FODMAPs, Intoleranzen und Mikrobiom. Stuttgart: TRIAS; 2023

andere neurologische Symptome verursachen.

Glutamate (E620–E625), insbesondere Mononatriumglutamat (E621), sind bekannte Geschmacksverstärker, die bei manchen Menschen zu Kopfschmerzen, Übelkeit und anderen Beschwerden führen können. Den Glutamat-Kopfschmerz nach einem üppigen Essen im China-Restaurant dürfte der eine oder andere gut kennen.

Schwefeldioxid (E220) und Sulfite (E221–E228): Diese Stoffe werden als Konservierungsmittel eingesetzt und können bei manchen Menschen Pseudoallergien mit Kopfschmerzen, Übelkeit, Erbrechen und Durchfall auslösen.

Tartrazin (E102): Dieser gelbe Farbstoff kann bei manchen Menschen allergische Reaktionen und Unruhe auslösen, was sich auch in Kopfschmerzen äußern kann.

Unterstützung des Stoffwechsels

Bei Menschen, deren Darm trotz Ernährungsumstellung und Supplementierung nur schwer Nährstoffe aufnimmt, können bestimmte Fermentpräparate ergänzend eingesetzt werden. Sie öffnen keine »Wundertüren«, können aber den Stoffwechsel im Darm anregen und die Aufnahme von Nährstoffen verbessern.

Natürlich ersetzt das nicht die Ursachenbehandlung – wie das Meiden von unverträglichen Lebensmitteln, die Reduktion problematischer Zusatzstoffe, die Behandlung einer Dysbiose oder den Aufbau der Darmbarriere. Doch als begleitender Ansatz kann es den Weg zu mehr Stabilität und weniger Migräne unterstützen.

Hormone

Hormone steuern zahlreiche Prozesse im Körper – von Stressreaktionen über den Zyklus bis hin zum Stoffwechsel. Ein Ungleichgewicht kann vielfältige Symptome auslösen und ist auch bei Migräne ein wichtiger Einflussfaktor. Besonders relevant sind Stresshormone, weibliche Geschlechtshormone und Schilddrüsenhormone.

Cortisol – das Stresshormon

Das heutige Leben ist geprägt von hoher Geschwindigkeit, permanenter Erreichbarkeit und künstlichen Reizen. Die Erholungsphasen sind kürzer geworden, selbst nachts ist man oft von elektromagnetischen Feldern (Handy, WLAN, Metallbetten, Radiowecker) umgeben. Diese Felder sind messbar und können die feinen elektrischen Prozesse in den Zellen zusätzlich belasten.

Der Körper reagiert auf Dauerstress mit einer vermehrten Ausschüttung von Cortisol. Dieses Hormon versetzt uns in besagten »Action-Modus«: mehr Energie, höhere Wachsamkeit, gesteigerte Leistungsfähigkeit. Doch wenn dieser Zustand zu lange anhält, steigt die Körperspannung, und Migräneanfälle können leichter ausgelöst werden. Elektromagnetische Felder im Schlafzimmer also reduzieren, bestenfalls vermeiden.

Cortisol

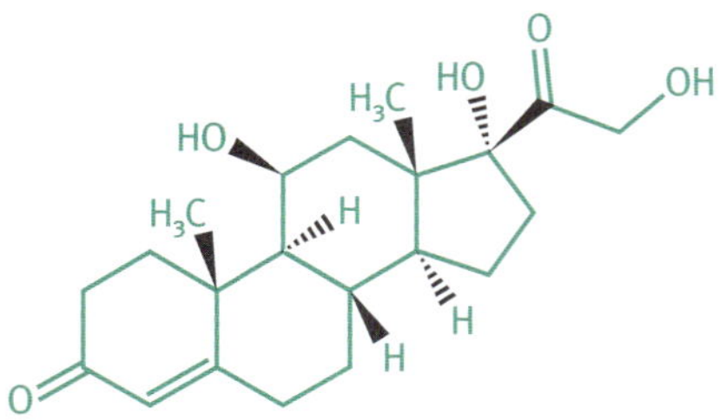

Progesteron

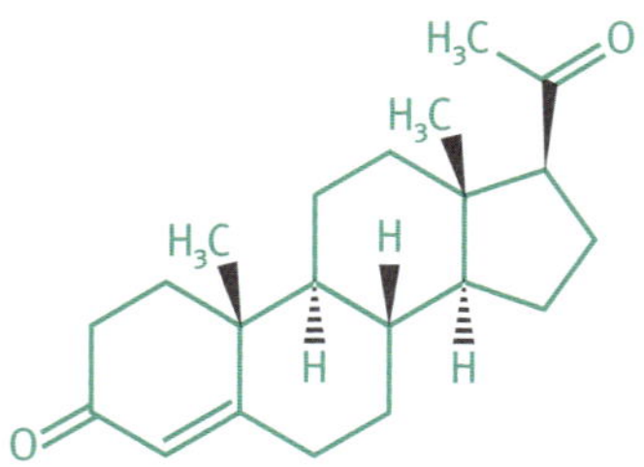

Interessanterweise kann aber auch der Abfall eines über längere Zeit zu hohen Cortisolspiegels in der eigentlich daraufolgenden Entspannungsphase zu einem knackigen Migräneanfall führen. Man nennt diese Migräneanfälle auch gerne »Freitagabend-Migräne« oder »Erschöpfungsmigräne«.

Progesteron – das Entspannungshormon

Progesteron spielt eine wichtige Rolle im weiblichen Zyklus, ist aber auch beim Mann als Vorläufer des Testosterons vorhanden. Chemisch ähnelt es stark dem Stresshormon Cortisol (siehe Abbildung links).

Unter Dauerstress läuft die Cortisolproduktion auf Hochtouren, während die Progesteronproduktion fast versiegt. Das Resultat ist ein weiterer Verlust von Entspannung und Stabilität.

Möglichkeiten zur Unterstützung der Geschlechtshormone

Stressabbau ist die wichtigste Basis – doch nicht immer sofort umsetzbar. Umso wichtiger ist es, Ruhephasen konsequent zu schützen:

- mindestens sieben Stunden Schlaf in einem »sauberen« Umfeld (ohne elektronische Störquellen),
- eine ausgewogene Ernährung mit allen nötigen Bausteinen,
- bewusstes Einplanen von Entspannung.

Wenn der Progesteronspiegel dennoch niedrig bleibt, kann eine bioidentische Progesterontherapie sinnvoll sein. Bioidentisch bedeutet, dass das Hormon chemisch exakt dem körpereigenen Progesteron entspricht – im Gegensatz zu den früher üblichen Hormonersatztherapien mit stärkeren Nebenwirkungen. Auch pflanzliche Vorstufen wie aus der Yamswurzel können unterstützend eingesetzt werden. Bei bioidentischen Präparaten liegt die Dosierung häufig zwischen 100–200 mg, in manchen Fällen auch höher. Der Progesteronspiegel ist kurz vor der Menstruation am niedrigsten, weshalb viele Frauen gerade in dieser Phase besonders anfällig für Migräne sind.

Achtung: Viele Fertigpräparate enthalten Titandioxid (E171) als Zusatzstoff – ein Weißmacher, der in Lebensmitteln seit 2022 verboten ist, in Medikamenten jedoch noch genutzt wird. Empfindliche Menschen reagieren darauf mit Darmreizungen. Einige Apotheken bieten mittlerweile titandioxidfreie Kapseln an, die allerdings eine kürzere Haltbarkeit haben.

Mögliche Symptome eines Progesteronmangels:

- Kopfschmerzen/Migräne
- Schlafmangel
- innere Unruhe
- Angst- und Panikattacken
- Konzentrationsschwäche
- depressive Verstimmungen
- Herzrhythmusstörungen, Bluthochdruck
- Gewichtszunahme
- Haarausfall
- Brustspannen, Zysten, Myome

Mögliche Symptome eines Östrogenmangels (Östradiol und Ostratriol):

- Hitzewallungen (Östradiol)
- Schlafstörungen (Östradiol)
- Energielosigkeit/schnelle Erschöpfung (Östradiol)
- Gliederschmerzen (Östradiol)
- Haarausfall (Östradiol)
- trockene Schleimhäute, v. a. der vaginalen Schleimhaut (Östratriol), Augen, Innenohr

Schilddrüsenhormone

Die Schilddrüse reagiert besonders sensibel auf Stress und Mikronährstoffmangel. Ein dauerhaft erhöhter Cortisolspiegel kann die Ausschüttung von TSH (dem Steuerhormon der Hirnanhangsdrüse) hemmen.

Wichtige Werte:

- Thyreotropin (TSH, Thyreoidea-stimulierendes Hormon): das Signalhormon, das die Schilddrüse antreibt.
- Thyroxin (T4): Speicherform mit geringer Aktivität, wird vor allem in das wirksamere T3 umgewandelt.
- Trijodthyronin (T3): die aktive Form, reguliert Energieverbrauch, Kreislauffunktion und Nervensystem.

Eine Unterfunktion führt zu Müdigkeit, Antriebslosigkeit, Gewichtszunahme und – nicht selten – zu Migräne. Die Standardtherapie besteht in der Substitution mit L-Thyroxin (T4), das gut erprobt ist.

Zusätzlich sollte bei Hashimoto-Thyreoiditis auf Selen geachtet werden: 200 µg täglich können den Krankheitsverlauf günstig beeinflussen. Auch ein leichter Jodmangel sollte ausgeglichen werden – vorausgesetzt, eine Überfunktion wurde sicher ausgeschlossen.

Übersäuerung im Gewebe

Deutschland gilt als Land der Brot- und Kartoffelesser – auch Pasta, Reis und andere stärkehaltige Lebensmittel gehören für viele selbstverständlich zum Alltag. Stärke wird im Körper zu Glukose abgebaut, die wiederum in den Zellen verstoffwechselt wird. Dabei entstehen Säuren, zum Beispiel Milchsäure. Befindet sich zu viel Säure im Gewebe, verlangsamt sich dort der Stoffwechsel. Das Gewebe wird träge, Verspannungen können entstehen und auch die Fettverbrennung gerät ins Stocken, was das Abnehmen zusätzlich erschwert.

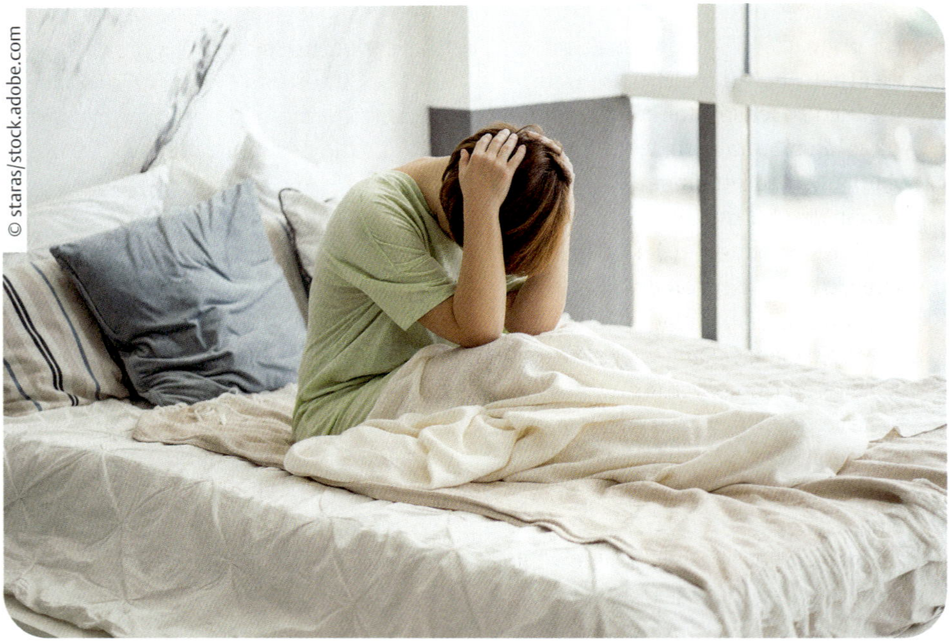

Der Körper versucht zwar, überschüssige Säuren zu neutralisieren und auszuscheiden, doch bei einer Überlastung kann es zu Beschwerden und langfristigen gesundheitlichen Problemen kommen.

Symptome:

- Müdigkeit und Antriebslosigkeit
- Konzentrationsschwäche
- Kopfschmerzen und Migräne
- Muskelschmerzen und Verspannungen
- Sodbrennen
- Hautprobleme wie unreine Haut, Haarausfall, brüchige Fingernägel
- erhöhte Infektanfälligkeit
- festes, wenig verschiebliches Gewebe zwischen der Haut/Unterhaut und der Muskulatur
- Schmerzen bei Druck im Gewebe

Ursachen einer Gewebeübersäuerung:

- Eine Ernährung, die reich an säurebildenden Lebensmitteln wie Fleisch, Wurst, Milchprodukten, Weißmehlprodukten und zuckerhaltigen Getränken ist, kann den Körper übersäuern.
- Stresshormone können den Stoffwechsel negativ beeinflussen und zur Bildung von Säuren beitragen.
- Bewegungsmangel kann zu einer schlechteren Durchblutung und einem langsameren Abtransport von Stoffwechselprodukten führen, was ebenfalls eine Übersäuerung begünstigen kann.
- Schadstoffe in der Umwelt können den Körper belasten und zur Übersäuerung beitragen.
- Bestimmte Krankheiten wie Diabetes oder Niereninsuffizienz können ebenfalls zu einer Übersäuerung führen.

Folgende Maßnahmen können helfen:

- Basische Ernährung: viel Gemüse, Obst, Kräuter und Mineralstoffe einbauen, weniger tierische und stark verarbeitete Produkte.
- Stress reduzieren: Entspannungstechniken wie Yoga, Meditation oder autogenes Training unterstützen das Gleichgewicht.
- Bewegung: Regelmäßige Bewegung fördert die Durchblutung und den Abtransport von Stoffwechselprodukten.
- Ausreichend trinken: Ausreichend Wasser trinken hilft, überschüssige Säuren über die Nieren auszuscheiden.
- Basenpräparate: In manchen Fällen können Basenpräparate aus der Apotheke helfen, den Säure-Basen-Haushalt zu unterstützen.

Resistente Stärke

Resistente Stärke ist eine Form von Stärke, die vom menschlichen Verdauungssystem nicht oder nur teilweise abgebaut und zu Säure verstoffwechselt werden kann. Sie zählt zu den Ballaststoffen und wird im Dickdarm von Bakterien fermentiert, was positive Auswirkungen auf die Darmflora haben kann. Resistente Stärke entsteht, wenn stärkehaltige Lebensmittel wie Kartoffeln, Reis, Nudeln, Brot und Hülsenfrüchte und auch unreifes Obst wie Bananen gekocht und anschließend abgekühlt werden. Beim erneuten Erwärmen wird die bereits gebildete resistente Stärke nicht zerstört und ihr Anteil im Lebensmittel bleibt bestehen.

Positive Effekte:

- Förderung der Darmgesundheit: dient als Nahrung für gesunde Darmbakterien, insbesondere Milchsäurebakterien, und kann so die Darmflora positiv beeinflussen.
- Bildung von Butyrat: diese kurzkettige Fettsäure wirkt entzündungshemmend und liefert Energie für die Darmschleimhaut.
- Stabile Blutzucker- und Blutfettwerte: wirken sich positiv auf den Blutzuckerspiegel und die Blutfettwerte aus, möglicherweise auch bei der Gewichtsregulierung.
- Entzündungshemmung: Studien deuten auf positive Wirkungen bei entzündlichen Erkrankungen, der Hemmung von Gallensäuren und einer möglichen Unterstützung der Gewichtsabnahme hin.

Chronische Wurzelspitzenentzündungen

Manchmal können unentdeckte Zahnprobleme Migräne und Kopfschmerzen verstärken. Besonders chronische Wurzelspitzenentzündungen sind tückisch, weil sie oft kaum Beschwerden machen. Ursache sind häufig fehlerhaft durchgeführte Wurzelfüllungen: Wird ein Wurzelkanal nicht vollständig verschlossen oder sogar übersehen, können darin weiterhin Bakterien überleben. Diese breiten sich langsam aus und führen an der Wurzelspitze zu einer unterschwelligen Entzündung.

Solche Entzündungen können den Körper dauerhaft belasten: Sie erzeugen eine ständige Aktivierung des Immunsystems und fördern Spannungen im Gesichtsschädel – beides Faktoren, die Migräneanfälle begünstigen können.

Die Diagnose ist nicht immer einfach. Während herkömmliche Röntgenbilder kleine Herde leicht übersehen, zeigt eine Digitale Volumentomografie (DVT) das Zahn- und Wurzelgewebe dreidimensional und viel genauer. Da diese Untersuchung nicht von den gesetzlichen Kassen übernommen wird, gilt sie als individuelle Gesundheitsleistung. Für Betroffene kann sich die Investition jedoch lohnen, da eine unerkannte chronische Entzündung langfristig weit mehr Probleme verursacht.

Wird ein solcher Herd entdeckt, hilft ein Endodontologe – ein auf Wurzelbehandlungen spezialisierter Zahnarzt. Er kann fehlerhafte Wurzelfüllungen sanieren und so die dauerhafte Entzündung beseitigen. Damit wird nicht nur der betroffene Zahn erhalten, sondern oft auch eine Belastung reduziert, die Migräneanfälle verstärken kann.

Erhöhter Druck in den Nasennebenhöhlen/Stirnhöhlen

Entzündungen der Nasennebenhöhlen können einen erheblichen Druck auf die Äste des Nervus trigeminus ausüben – jenem Nerv, der bei vielen Migräneprozessen eine zentrale Rolle spielt. Dadurch entstehen nicht nur typische Druck- und Spannungsschmerzen im Gesichts- und Stirnbereich, sondern die Belastung kann auch Migräneattacken begünstigen oder verschlimmern.

Ein Auslöser für eine akute Nasennebenhöhlenentzündung kann ein kräftiger Schnupfen sein. Aber auch eine Allergie kann die Schleimhäute so sehr anschwellen lassen, dass es zu einem erhöhten Druck in den Nasennebenhöhlen führen kann. Abschwellende Sprays (beispielsweise mit Mometason) helfen kurzfristig, sind jedoch keine Dauerlösung, da bei längerer Anwendung Nebenwirkungen drohen.

Sanfte Alternativen

Pflegende Nasensprays mit einem erhöhten Kochsalzanteil und Dexpanthenol helfen ein wenig. Aber die aus meiner Sicht entscheidende Lösung ist das Wiedererreichen einer natürlichen, schützenden Bakterienflora in dem Bereich der Nasenschleimhaut und den Schleimhäuten der Nasennebenhöhlen. Eine schnelle Lösung gibt es nicht, dafür aber eine einfache und kostengünstige.

Theoretisch können Sie Probiotika in pflegende Nasensprays mischen und über einen Zeitraum von ein bis drei Monaten morgens und abends in die Nase sprühen. Die Problematik besteht aber darin, dass die Probiotika die pflegende Salzlösung als wunderbares Nährmedium empfinden und darin wachsen und gedeihen. Demnach entsteht im Nasenspray ein ziemlicher – wenn auch gesunder »Schmodder«. Wie bekommen Sie also die »guten Bakterien« ohne Ekelfaktor in die Nase und Nasennebenhöhlen? Durch einen pfiffigen Trick, den ich zwar nicht belegen kann, der bei meinen Patienten aber oftmals Wunder gewirkt hat: effektive Mikroorganismen. Ursprünglich für die Landwirtschaft entwickelt, können sie auch die Schleimhäute unterstützen. In Kombination mit pflegendem Nasenspray (z. B. Salzlösung mit Dexpanthenol) können EM-Keramikkügelchen ihre positiven Informationen an die Lösung abgeben und so langfristig das mikrobiologische Milieu verbessern.

Fehlsichtigkeit, Schielen, einäugiges Lesen

Unsere Augen sind eng mit der Nacken- und Kopfregion verknüpft. Wenn das Bild auf der Netzhaut nicht automatisch scharf abgebildet wird – etwa bei Kurz- oder Weitsichtigkeit – müssen die Augenlinsen ständig nachjustieren. Diese Dauerkontraktion der Augenmuskeln kann Verspannungen im Kopf- und Nackenbereich auslösen und damit Kopfschmerzen und Migräne begünstigen.

Ein weiteres Problem ist das Schielen, besonders, wenn es nur beim Lesen im Nahbereich auftritt. Viele Kinder (und Erwachsene) sind davon betroffen, ohne dass es nach außen sichtbar ist. Das Gehirn blendet die Informationen des schwächeren Auges dann teilweise aus, um Doppelbilder zu vermeiden. Das führt jedoch dazu, dass die Augenmuskeln dauerhaft arbeiten müssen und eine zusätzliche Spannung entsteht.

Die Folgen:
- erhöhte Anstrengung beim Lesen, geringere Konzentrationsfähigkeit
- Kopfschmerzen durch Augen- und Nackenverspannungen
- weniger Freude am Lesen oder Lernen

Spezialisierte Visualtrainer oder Augen-Coaches können durch gezieltes Training helfen, die Zusammenarbeit beider Augen zu verbessern. Solche Verfahren gehören jedoch nicht zur klassischen Schulmedizin und sind deshalb noch wenig verbreitet.

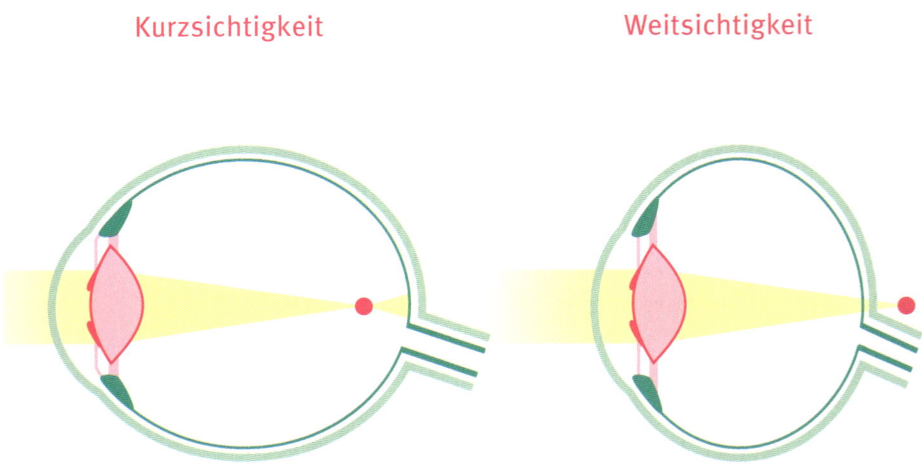

Psyche

Die Psyche spielt eine zentrale Rolle bei Migräne. Stress, Ängste oder depressive Verstimmungen können Auslöser oder Verstärker von Attacken sein – und umgekehrt kann die Migräne selbst psychische Belastungen verstärken.

Sozialer Stress

Unser Alltag ist übervoll: Arbeit, Familie, soziale Verpflichtungen – und durch Smartphones und digitale Medien sind wir permanent erreichbar. Schon in frühen Lebensphasen werden Kinder in Kursen, Freizeitprogrammen und digitalen Medienangeboten überfrachtet. Was früher »freie Spielzeit« war, ist heute oft minutiös durchgeplant.

Diese permanente Reizüberflutung kann zu innerer Anspannung, Schlafmangel und erhöhter Stresshormonausschüttung führen. Angst, etwas zu verpassen (»FOMO – fear of missing out«), verstärkt den Druck zusätzlich. Auch Jugendliche sind stark betroffen: Bildschirmzeit, Social Media und leistungsorientierte Vergleiche belasten den Körper und führen häufig zu Verspannungen, Schlafproblemen und Kopfschmerzen. Nach dem Schulabschluss kommt das Studium/die Ausbildung. Immer mehr junge Erwachsene haben in ihrer Kindheit und Jugend nicht gelernt, selbstständig zu agieren. Es fehlt an Frustrationstoleranz. Die jungen Erwachsenen sind schneller überfordert, was den Lerninhalt aber auch die Anforderungen an ein selbst organisiertes Leben angeht. Dazu kommt viel Schreibtischarbeit. Demnach ist es kaum möglich, die inneren Anspannungen abzubauen, was als Konsequenz für Migränepatienten eine Hoch-Zeit für Anfälle bedeutet.

Der nächste Lebensabschnitt für erhöhte Migränehäufigkeit ist eine neu gegründete Familie. Für viele Frauen kann der Kaiserschnitt ein einschneidendes Erlebnis sein – im wahrsten Sinne des Wortes. Es gibt sogar Osteopathen, die einen Zusammenhang zwischen einer neu aufgetretenen Migräne und dem vorherigen Kaiserschnitt sehen. Darüber gibt es aber weder Erfahrungsberichte noch Studien.

Gut ist es, wenn sich beide Partner in der Elternzeit alle anfallenden Aufgaben aufteilen. Wenn nicht, erzwingt sich der Mama-Körper (oder der Papa-Körper) eine Auszeit – zum Beispiel durch einen Migräneanfall. Das passiert natürlich nicht bewusst, sondern unbewusst.

Stress ist ein erwiesener Migräneauslöser. Besonders typisch ist auch die sogenannte »Wochenend- oder Feierabendmigräne«: Nach einer Phase hoher Anspannung fällt der Cortisolspiegel plötzlich ab – und der Migräneanfall setzt ein.

Depression

Menschen mit Migräne haben ein deutlich erhöhtes Risiko, an einer Depression zu erkranken. Umgekehrt berichten viele Menschen mit Depressionen über Migräneattacken. Beide Erkrankungen hängen laut Studien eng zusammen:

- Bei episodischer Migräne ist das Depressionsrisiko etwa doppelt so hoch wie bei Gesunden.
- Bei chronischer Migräne (mehr als 15 Migränetage pro Monat) steigt das Risiko nochmals deutlich an.

Migräne und Depression teilen gemeinsame biologische und genetische Grundlagen. Beide Erkrankungen gehen oft mit einem Ungleichgewicht der Botenstoffe Serotonin und Noradrenalin einher, die sowohl die Schmerzverarbeitung als auch die Stimmungslage steuern. Ein gestörter Serotoninhaushalt kann das Auftreten von Migräne fördern und gleichzeitig die Entstehung von Depressionen begünstigen. Auch Umweltfaktoren und Stress spielen hier eine wichtige Rolle.

Die Erkrankungen können sich demnach auch gegenseitig verstärken: Depressionen können die Wirksamkeit der Migränebehandlung verschlechtern und das Risiko für eine Chronifizierung der Migräne erhöhen.

Angststörungen und Panikstörung

Zwischen Migräne und Angst- und Panikstörungen besteht ebenfalls ein enger, wissenschaftlich belegter Zusammenhang. Menschen mit Migräne haben ein deutlich erhöhtes Risiko, auch an einer Angststörung zu leiden – und umgekehrt. Studien zeigen, dass bis zu 60 % der Migränepatienten zusätzlich unter Angstzuständen leiden, was deutlich über dem Durchschnitt der Allgemeinbevölkerung liegt.

Dabei entstehen oft Teufelskreise:

- Stress, Sorgen oder Panik können eine Migräne auslösen.
- Wiederholte Migräneattacken führen wiederum zu einer »Attackenangst« – der ständigen Sorge, dass der nächste Anfall bevorsteht.

Diese Angst erhöht den inneren Stresspegel und steigert die Wahrscheinlichkeit für neue Attacken.

Ein kombinierter Ansatz ist hier entscheidend: Neben der Migränebehandlung sollten auch Angst- oder Paniksymptome gezielt behandelt werden – durch Medikamente, Psychotherapie (z. B. kognitive Verhaltenstherapie), Entspannungstechniken und Strategien zur Angstreduktion.

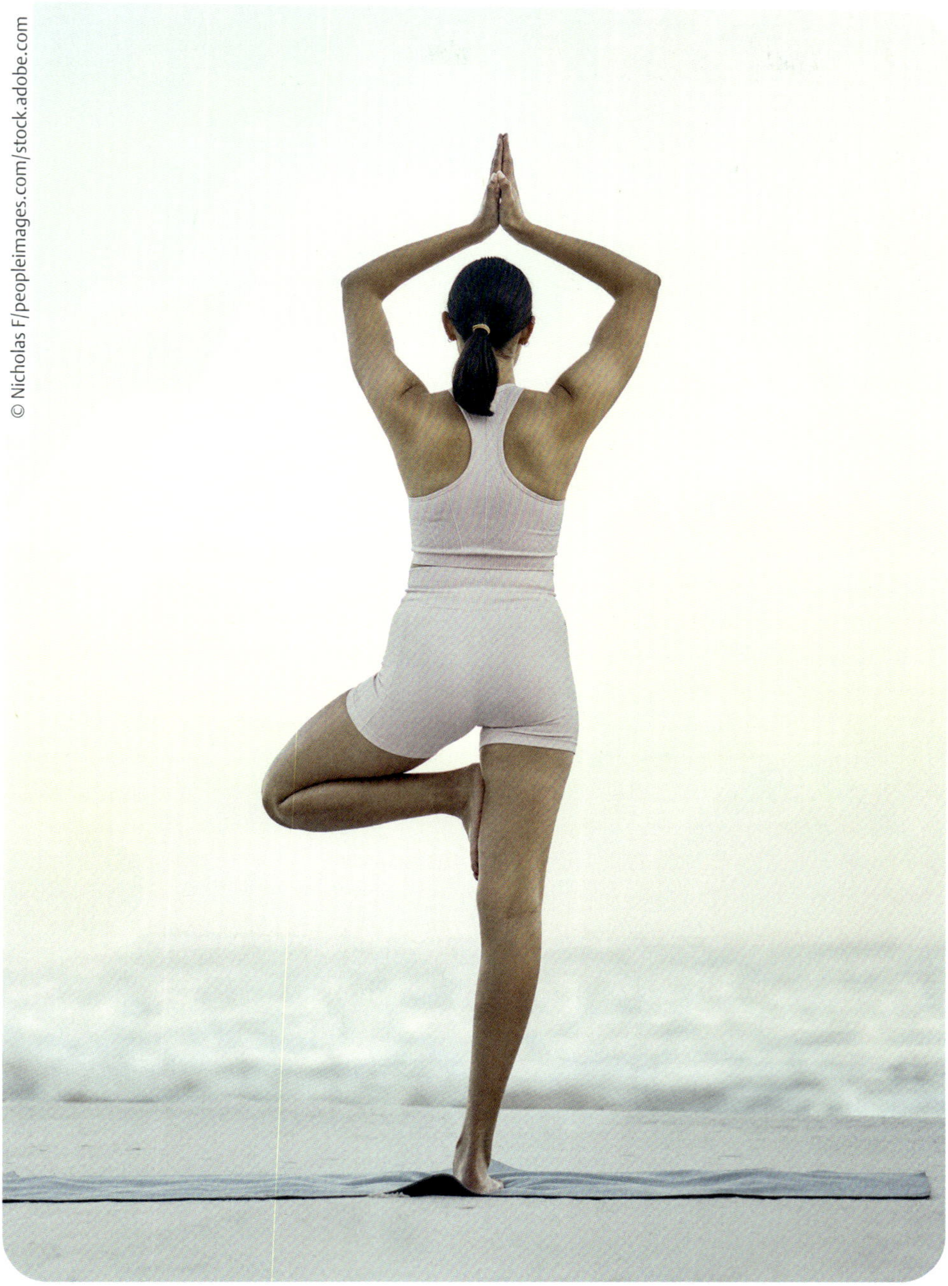

Gibt es zu wenige Psychotherapeuten?

In den Großstädten definitiv nicht. Auf dem Land sieht es – wie auch mit der ärztlichen Versorgung – nicht so positiv aus.

Ersttermin bei einem Kassen-Psychotherapeuten

Für gesetzlich Versicherte ist die Kassenzulassung entscheidend: Nur dann übernimmt die Krankenkasse die Therapiekosten.

Jedes Bundesland hat eine eigene Kassenärztliche Vereinigung (KV), die eine Online-Suchfunktion bereitstellt. Dort finden sich Namen, Kontaktdaten und das jeweilige Verfahren (Verhaltenstherapie, tiefenpsychologische Therapie oder Psychoanalyse).

Therapeuten mit Kassenzulassung können sein:

- Fachärzte für Psychiatrie und Psychotherapie (dürfen auch Medikamente verschreiben)
- psychologische Psychotherapeuten (mit abgeschlossenem Psychologiestudium und Zusatzweiterbildung)
- Heilpraktiker mit psychotherapeutischer Ausbildung (ohne Kassenzulassung nur Selbstzahler oder Privatkassen)

Der optimale räumliche Abstand zur Praxis des Therapeuten beträgt ca. 15–30 Minuten zu Fuß. Somit läuft man seinem Therapeuten nicht ständig im normalen Leben über den Weg und hat nach jeder Sitzung die Möglichkeit, nach Hause zu spazieren und über das gerade Erlebte nachzudenken.

Alle Therapeuten mit Kassenzulassung müssen pro Woche Platz für Erstgespräche vorhalten. Wenn man dem potenziellen Therapeuten also auf den Anrufbeantworter spricht, sollte man sich vorher gut vorbereitet haben. Stichwortartig aufschreiben, um sein Anliegen angemessen in Zeit und Inhalt darzustellen. Zu lang und umständlich ist ungünstig, zu kurz – ohne eine grobe Information über das eigene Problem, verleitet die Therapeuten auch nicht immer dazu, den Rückruf mit einem Terminangebot zu tätigen.

Hat man einen positiven Rückruf und den Termin fürs Erstgespräch, so lässt sich darin manchmal schon viel klären. Falls der Therapeut die Indikation zu einer längerfristigen Therapie erkennt, so wird er im Erstgespräch mit sich selbst wortlos klären, ob der potenzielle »Kandidat« zu ihm passt. Man könnte es auch so beschreiben: »Habe ich das Gefühl, dass ich diesem Menschen helfen kann oder habe ich eine innere Abwehr?« Falls es gut passt, wird der Patient – da der Terminplan aber zu voll ist – das Angebot erhalten, erst einmal in etwas größeren Abständen Therapiestunden zu bekommen und im Verlauf dann mit einem regelmäßigen Wochentermin »reinzurutschen«.

Falls der Therapeut jedoch das Gefühl hat, dass es nicht gut passt, wird er dieses dem Patienten in der Regel nicht ins Gesicht, sondern mit Bedauern sagen, dass er keinen Therapieplatz anbieten kann, da er »zu voll« sei. Diese Begründung wird gerne – und zu Recht – gewählt, um dem Menschen, der sich überwunden hat, ein Teil seines Inneren zu öffnen, nicht vor den Kopf zu stoßen.

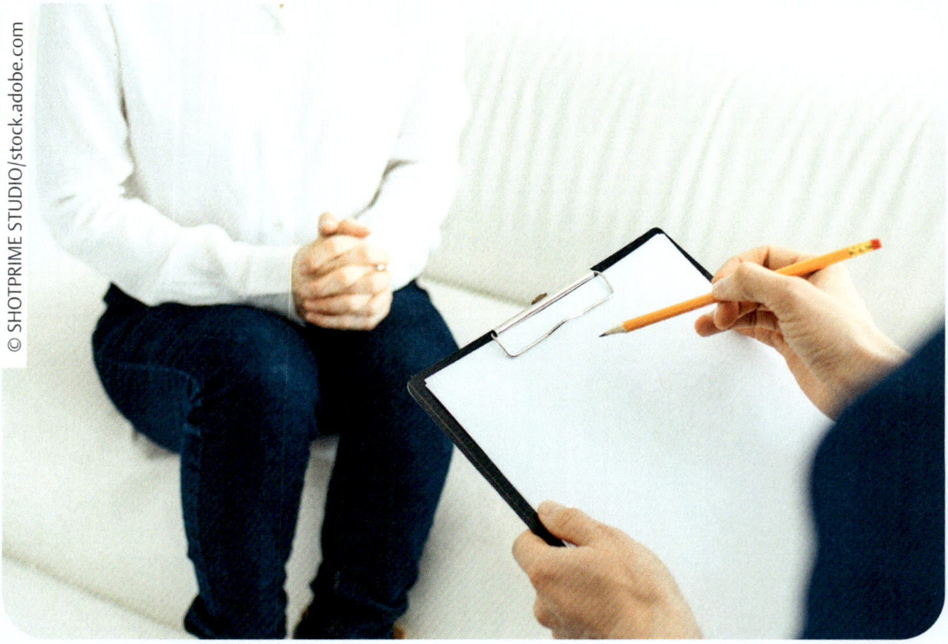

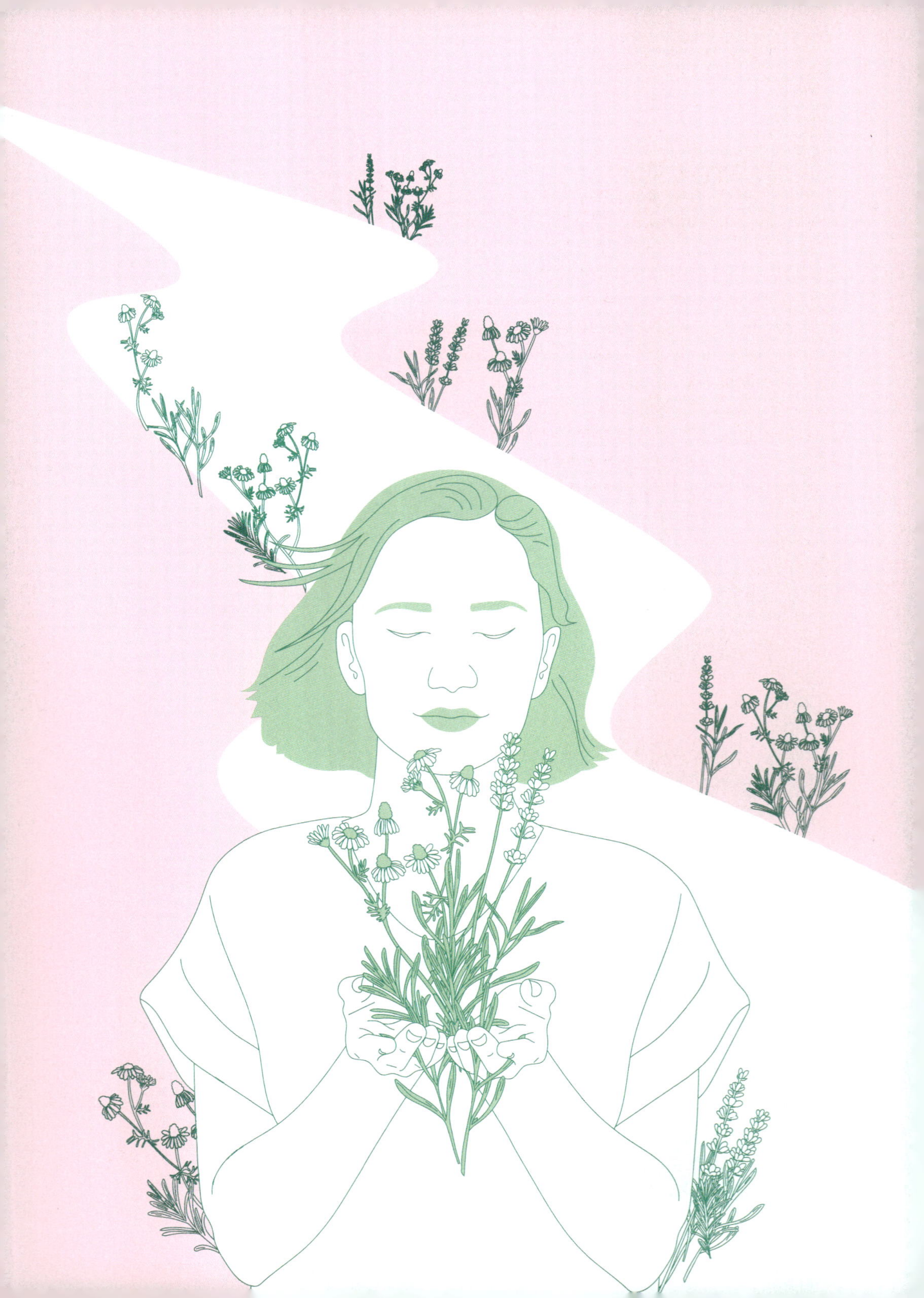

Wege aus der Migräne

Praktische Ansätze und Strategien, um Migräne nachhaltig zu lindern und vorzubeugen.

Therapien durch Therapeuten

Manuelle Techniken, Osteopathie und mehr – Wege zur Linderung durch professionelle Hilfe.

Chirotherapie/manuelle Therapie

Die Erfahrungen mit Chirotherapie oder manueller Therapie sind sehr unterschiedlich. Manche Patienten empfinden ruckartige Manipulationen als unangenehm, ja sogar bedrohlich – zumal der erhoffte Erfolg manchmal ausbleibt. Dabei umfasst die manuelle Therapie weit mehr als das bekannte »Knacken«. Viele erfahrene Therapeuten arbeiten mit sanften, weichen Mobilisationstechniken, die Spannungen in Gelenken und Muskulatur lösen können, ohne den Eindruck einer »Schraubzwinge« zu hinterlassen.

Gerade bei Migräne und Spannungskopfschmerzen kann eine behutsame Mobilisation der Halswirbelsäule hilfreich sein. Der Therapeut tastet dabei die Beweglichkeit der Wirbelkörper und die Spannung der umgebenden Muskulatur ab – etwa des großen Halswenders (M. sternocleidomastoideus), des Kapuzenmuskels (M. trapezius) oder der Treppenmuskeln (Mm. scaleni). Verdickungen und druckschmerzhafte Areale geben Hinweise auf Überlastungen. Durch sanfte Griffe wird versucht, die Beweglichkeit wiederherzustellen und so die Spannungskette vom Nacken bis zum Kopf zu unterbrechen.

Wichtig ist dabei eine klare Absprache: Patienten sollten jederzeit ein »Stopp«-Signal geben können. So bleibt die Behandlung sicher und vertrauensvoll.

Da Migräne in der Regel nicht auf strukturellen Veränderungen beruht, sind bildgebende Verfahren nur zur Abklärung anderer Ursachen nötig. Wenn jedoch die manuelle Therapie nicht den gewünschten Effekt bringt oder neue Symptome auftreten, sollte eine weiterführende Diagnostik erfolgen.

Die Wirksamkeit steht und fällt mit der Erfahrung des Behandlers. Leider sind die Verordnungsmöglichkeiten für gesetzlich Versicherte stark eingeschränkt, sodass eine manuelle Therapie oft nur mit Glück oder als Selbstzahlerleistung zugänglich ist.

Faszientherapie

Bei vielen Migränepatienten zeigt sich eine Schiefstellung des obersten Halswirbels. Muskeln und Faszien passen sich daran unter Spannung an und ziehen die Gelenke immer wieder in eine Blockade zurück. Eine reine »Deblockierung« ist deshalb oft nur kurzfristig wirksam. Erst wenn das verspannte Gewebe gelockert wird, kann die Gelenkfunktion nachhaltig verbessert werden. Der bekannte »Knack« ist dabei nicht nötig – häufig stellt sich das Gelenk leise und dauerhaft zurück, sobald die Gewebeumgebung entspannt ist.

Für das effektive »Aufräumen« des Gewebes bedarf es jedoch erfahrener, feinfühliger Therapeutenhände. Die Behandlung kann unangenehm oder auch schmerzhaft sein, bringt aber häufig spürbare Erleichterung.

Besonders wirkungsvoll arbeiten Therapeuten, die das Fasziendistorsionsmodell (FDM nach Typaldos) oder Konzepte der Schmerztherapie nach Liebscher & Bracht erlernt haben. Bei Letzterem ist jedoch Vorsicht geboten: Die Ausbildung steht nicht nur medizinischen Fachkräften offen. Wer sich in Behandlung begibt, sollte also darauf achten, dass der Therapeut eine fundierte medizinische Ausbildung besitzt.

Typische Faszienleitbahnen, die bei Migränepatienten auffällig sind (siehe Abbildung Seite 84):

- vom Nacken gerade nach oben in den Haaransatz
- vom Kaumuskel über den Unterkiefer zum Ohr und weiter zum Warzenfortsatz
- von der Stirn entlang des Schädeldachs zum Hinterkopf

Wichtige Faszienpunkte (siehe Abbildung Seite 85)

- im inneren Augenwinkel beidseits
- im Kieferwinkel des Unterkiefers
- am äußeren, unteren Ende der Augenbrauen
- am vorderen, inneren Bogen des Unterkieferfortsatzes

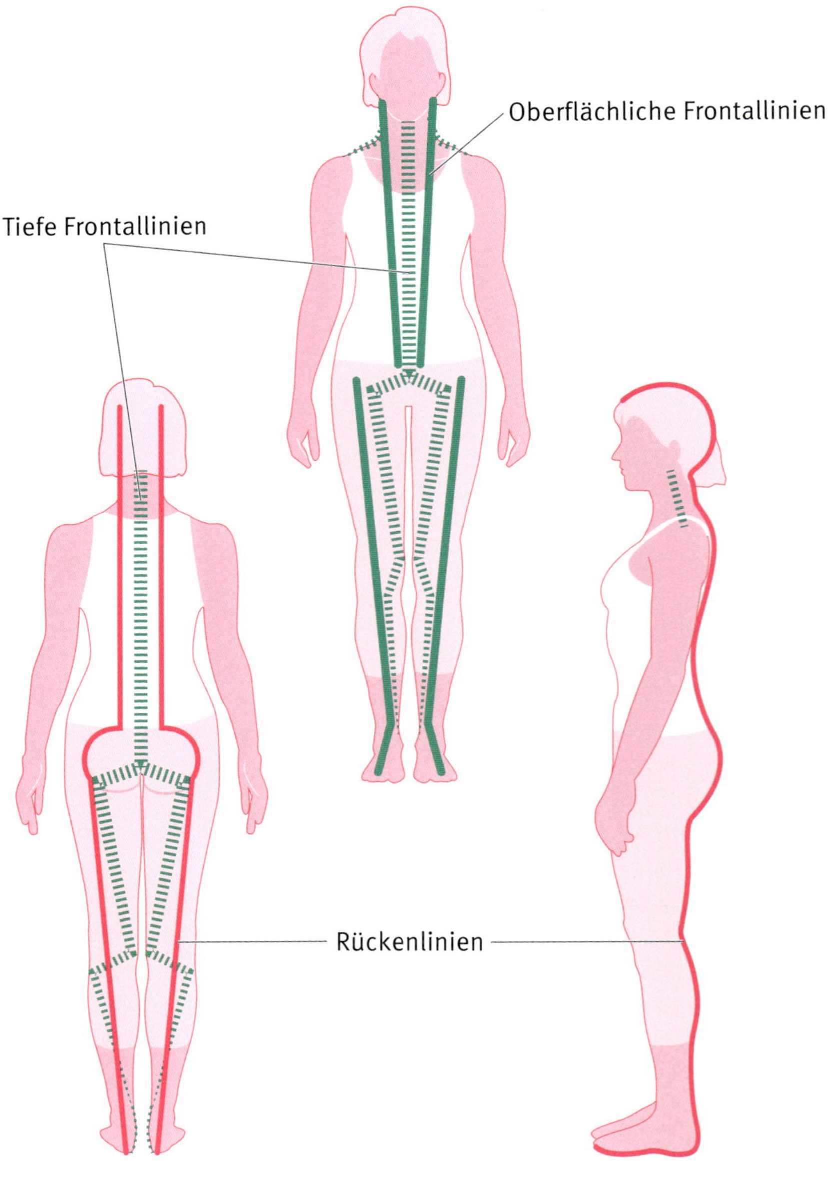
Oberflächliche Frontallinien
Tiefe Frontallinien
Rückenlinien

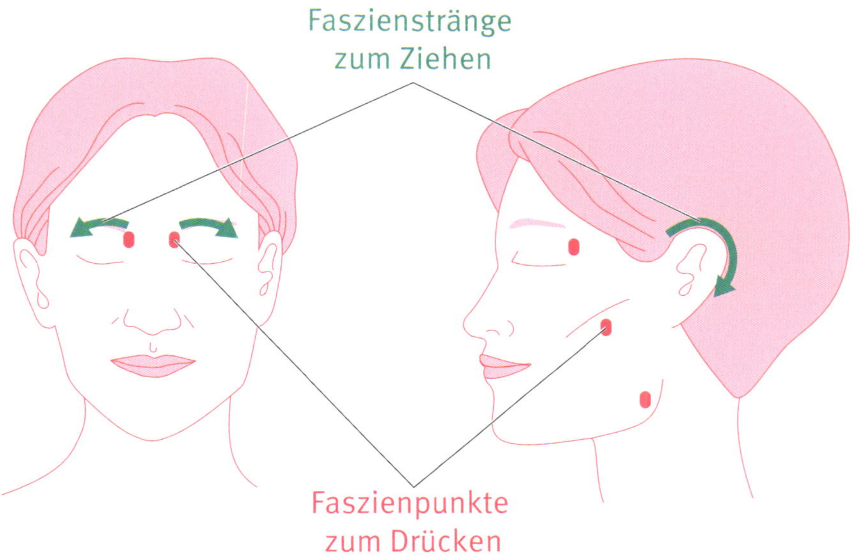

Hilfsmittel für die Selbsttherapie

Nicht immer ist ein Termin beim Spezialisten möglich. Auch einfache Methoden können helfen, die Spannung in Nacken und Schädelbasis zu lösen:

- Den Nacken auf einen kleinen Faszienball, einen harten Flummi oder Igelball legen und einige Minuten entspannen (gegebenenfalls den Druck durch ein Tuch oder Kissen abmildern).
- Spezielle Nackenrollen mit Spikes einsetzen.
- In Ruheposition warten, bis die Spannung nachlässt.

Achtung: Die Behandlung darf zwar unangenehm sein, sollte aber nie so schmerzhaft werden, dass man gegenspannen muss.

Triggerpunkttherapie

Die Triggerpunkttherapie ist eine medizinische Behandlungsmethode für die Muskulatur zur Linderung von Schmerzen, die durch sogenannte myofasziale Triggerpunkte verursacht werden. Triggerpunkte sind lokal begrenzte, druckempfindliche Verhärtungen/Verspannungen in der Skelettmuskulatur, die häufig sowohl lokale als auch klar definiert ausstrahlende Schmerzen verursachen können. Die Triggerpunkttherapie wirkt über gezielten manuellen oder apparativen Reiz auf lokale Muskelverhärtungen und zielt darauf ab, Schmerzen zu lindern und die vollständige Funktionsfähigkeit der Muskulatur wiederherzustellen. Durch die Behandlung lösen sich die Triggerpunkte auf: Die Durchblutung im Muskel wird normalisiert, die Schmerzen lassen nach – oft auch solche, die an ganz anderen Stellen im Körper empfunden wurden (übertragene Schmerzen).

Achtung: Kurzfristig kann die Therapie selbst unangenehm oder schmerzhaft sein, der Behandlungserfolg zeigt sich jedoch häufig in einer schnellen und relativ nachhaltigen Linderung der Beschwerden.

Triggerpunktkomplex

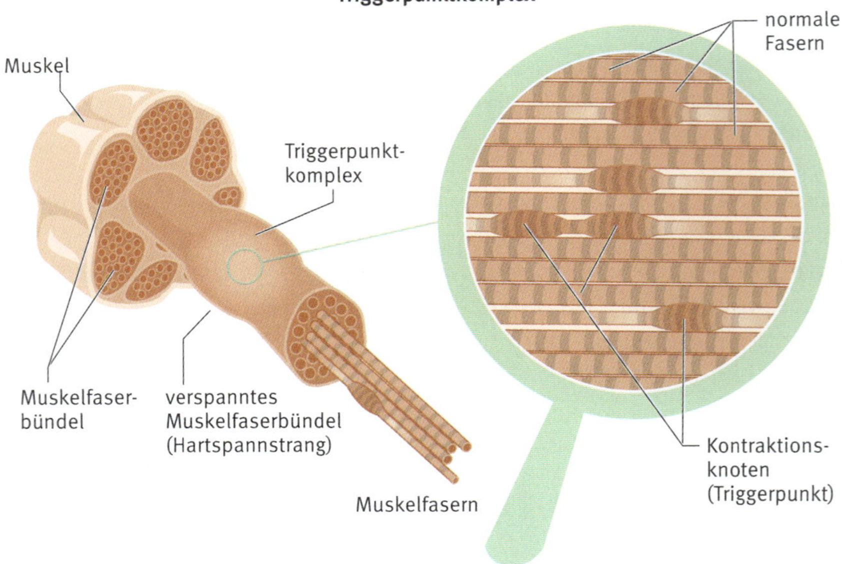

Gautschi R. Triggerpunkte & Faszien: Schmerzen selbst behandeln: Hintergründe verstehen – Ursachen erkennen – Schmerzen lindern.1. Aufl. Stuttgart: TRIAS; 2022

Vorgehensweise

Zuerst lokalisiert ein ausgebildeter Therapeut durch Abtasten den druckempfindlichsten Punkt (Triggerpunkt) im betroffenen Muskel. Ziel ist es, den für den Patienten typischen Schmerz gezielt zu reproduzieren.

Die Behandlung erfolgt meist durch gezielten manuellen Druck mit Fingern, Ellbogen oder speziellen Hilfsmitteln direkt auf den Triggerpunkt. Dadurch wird der verhärtete Muskelbereich intensiv stimuliert.

Das verbessert die Durchblutung, versorgt das Gewebe mit Sauerstoff und löst die verhärteten Muskelfasern. Das Gewebe wird im Anschluss ausgestrichen, um die Beweglichkeit weiter zu fördern.

Zusätzlich kommen Methoden wie Dry Needling (Einstechen feiner Nadeln ohne Medikament), Injektionen mit Lokalanästhetika, Stoßwellentherapie, Wärme oder Dehnungen zum Einsatz. Nebenwirkungen sind meist gering und beschränken sich auf Muskelkater oder kleine Blutergüsse.

Für Migräne und Kopfschmerzen sind insbesondere Triggerpunkte in bestimmten Muskeln des Kopf-, Nacken- und Schulterbereichs verantwortlich.

Besonders häufig finden sich auslösende Triggerpunkte in:

- Trapezmuskel (M. trapezius): Schmerzen strahlen vom Nacken bis in Hinterkopf und Schläfen.
- Hinterhauptsmuskulatur (M. semispinalis capitis, M. splenius capitis): Schmerzen ziehen vom Hinterkopf über die Stirn bis in die Augen, oft durch Fehlhaltungen bei PC-Arbeit.
- Schulter-Nacken-Bereich: Viele Kopfschmerzpatienten haben ausgeprägte Triggerpunkte in den Nackenflexoren und im Schulterbereich, was zu Spannungskopfschmerzen führt.
- Schläfen- und Kaumuskel (M. temporalis, M. masseter): Triggerpunkte können vor allem Kopfschmerzen in der Stirn und am seitlichen Kopf verursachen. Diese sind bei Kiefergelenksproblemen (CMD) besonders relevant.

Osteopathie

Die Osteopathie ist ein ganzheitliches, manuelles Therapieverfahren. Im Mittelpunkt steht die Idee, dass Körper, Geist und Seele eine Einheit bilden und der Körper über Selbstheilungskräfte verfügt. Osteopathen spüren Spannungen im Körper auf und versuchen, diese durch gezielte Griffe zu lösen – ganz nach dem Prinzip: »Find it, fix it, leave it.«

Grundprinzipien:

- Struktur und Funktion hängen zusammen: Störungen im Bewegungsapparat oder an Organen können Schmerzen und Fehlfunktionen auslösen.
- Selbstheilungskräfte: Der Körper kann sich regulieren, wenn Blockaden gelöst werden.

- Ganzheitlicher Ansatz: Beschwerden werden nicht isoliert, sondern im Zusammenspiel von Muskeln, Faszien, Organen und Nervensystem betrachtet.

Typische Techniken:

- parietale Osteopathie: Behandlung von Muskeln, Gelenken, Faszien
- viszerale Osteopathie: sanfte Mobilisation innerer Organe und ihrer Aufhängungen
- kraniosakrale Osteopathie: Arbeit an Schädel, Wirbelsäule, Nervensystem

In Deutschland ist »Osteopath« keine geschützte Berufsbezeichnung. Wichtig ist daher, sich an zertifizierte Therapeuten (Ärzte, Heilpraktiker oder Physiotherapeuten mit Zusatzausbildung) zu wenden. Einen guten Osteopathen machen nicht nur »Gefühl in den Händen« zu einem erfolgreichen Therapeuten, sondern sehr genaue Anatomiekenntnisse. Die Kosten werden von vielen privaten Kassen erstattet, gesetzliche Krankenkassen bezuschussen oft einige Sitzungen pro Jahr nach ärztlicher Empfehlung.

Für Migränepatienten kann Osteopathie eine wertvolle ergänzende Behandlung sein – insbesondere dann, wenn muskuläre Spannungen, Faszienprobleme oder funktionelle Störungen als mögliche Auslöser infrage kommen.

Viele Migränepatienten leiden an Spannungen im Nacken- und Kopfbereich oder an Funktionsstörungen im Kiefer, den Faszien oder sogar im Verdauungssystem. Osteopathische Behandlungen können helfen, diese Spannungen zu lösen, die Durchblutung zu verbessern und das vegetative Nervensystem zu beruhigen. Studien weisen insbesondere auf eine Wirksamkeit bei unspezifischen Kopfschmerzen hin; für Migräne gibt es positive Erfahrungsberichte, auch wenn die Studienlage noch begrenzt ist.

Akupunktur (Körper- und Ohrakupunktur)

Die **Akupunktur** ist eine der bekanntesten Methoden der Traditionellen Chinesischen Medizin (TCM). Dabei werden feine Nadeln an genau definierten Punkten (Abb. rechte Seite) gesetzt, um Störungen im Energiefluss (»Chi«) auszugleichen. Bei vielen Migränepatienten zeigen sich dabei typische Zeichen, etwa eine geschwollene Zunge mit Zahnabdrücken an den Rändern.

Man kann die chinesischen Akupunkturnadeln aber auch im Sinne der Faszientherapie einsetzen: Sehnenansätze an Muskelvorsprüngen eignen sich sehr gut, aber auch tastbare muskuläre Spannungszentren, Triggerpunkte genannt, können mühelos kurz angepiekst werden. Manchmal führt das zu einem kurzen Muskelzucken, was bei dem ein oder anderen zu eintägigem Muskelkater führen kann.

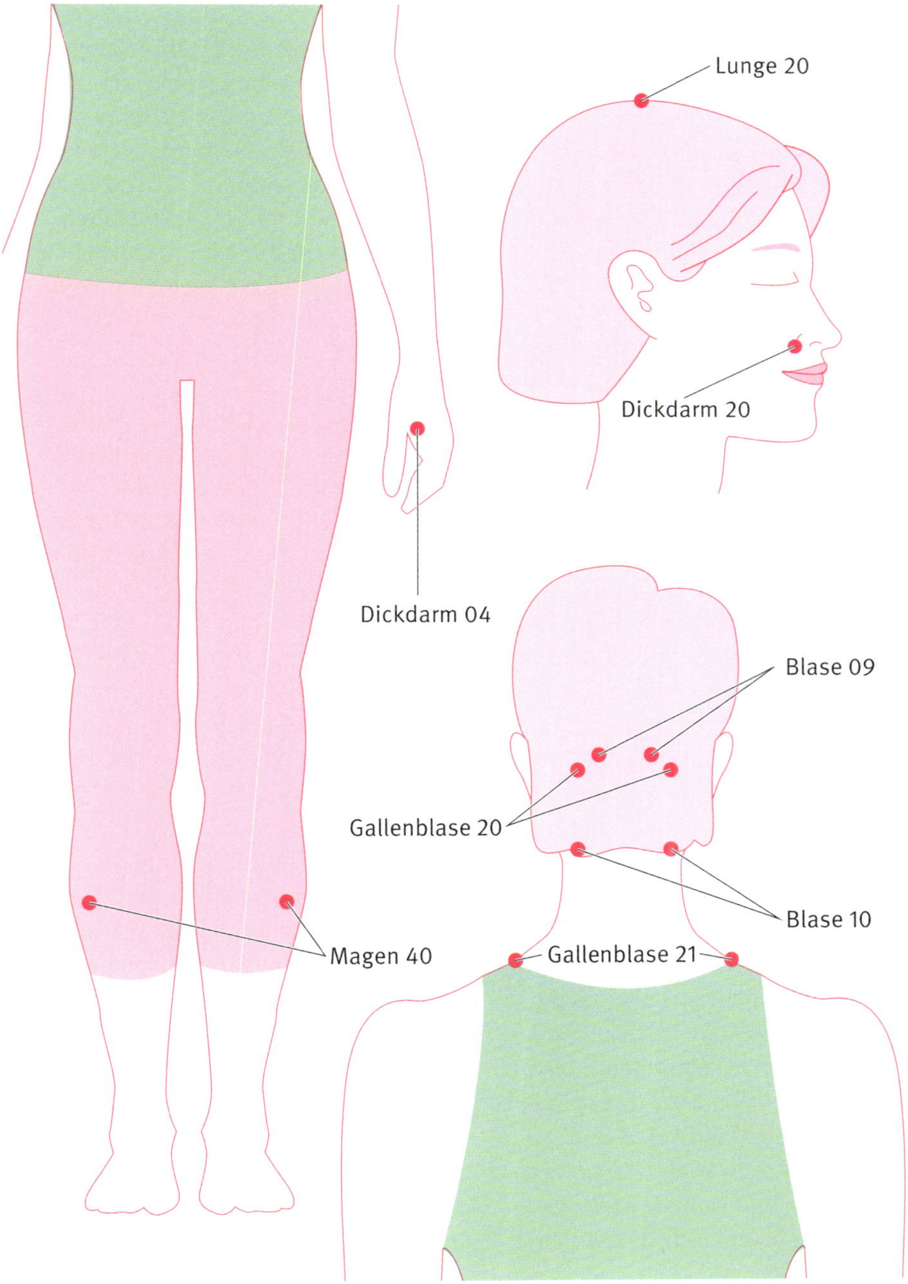
Lunge 20
Dickdarm 20
Dickdarm 04
Blase 09
Gallenblase 20
Blase 10
Magen 40
Gallenblase 21

Gesetzliche Krankenkassen übernehmen Akupunktur aktuell nur bei chronischen Rückenschmerzen (LWS > 6 Monate) und Kniegelenkarthrose. Für Migräne gilt sie als Selbstzahlerleistung. Private Kassen erstatten Akupunktur häufig auch bei Migräne, Schwindel oder Nackenproblemen.

Restliche Traditionelle Chinesische Medizin (TCM)

Während in Europa vor allem die Akupunktur bekannt ist, bietet die Traditionelle Chinesische Medizin noch weitere Ansätze, die auch bei Migräne wirksam sein können. In der TCM wird Migräne als eine Störung des Energieflusses (Chi) verstanden – häufig durch Blockaden im Leber-Meridian, Stress (»innere Hitze«), oder Blutstauungen.

Weitere TCM-Therapien bei Migräne:

- Chinesische Arzneimitteltherapie: Pflanzliche Rezepturen werden individuell zusammengestellt, um krank machende Faktoren gezielt auszugleichen und den Energiefluss zu normalisieren. In der Regel werden sie in Form von Tee verschrieben.
- Tuina-Massage und Akupressur: Spezielle Massagetechniken und das Drücken bestimmter Punkte können Verspannungen im Kopf- und Nackenbereich lösen und akute Migräneattacken lindern. Viele Griffe lassen sich auch selbst erlernen.
- Ernährung nach TCM: Individuelle Empfehlungen zur Ernährung helfen, innere Ungleichgewichte wie Hitze oder Feuchtigkeit zu regulieren. Eine Nahrungsmittelanamnese kann Teil der Behandlung sein.
- Qi Gong und Tai-Chi: Sanfte Bewegungsübungen wie Qi Gong oder Tai Chi aktivieren den Energiefluss und helfen besonders bei stressbedingten Migräneformen.

TCM versteht Migräne als ganzheitliches Ungleichgewicht und bietet ergänzende Wege, die individuell angepasst werden. Sie ersetzt keine schulmedizinische Akuttherapie, kann aber bei vielen Betroffenen zu einer deutlichen Entlastung beitragen.

Schröpfen

Das medizinische Schröpfen ist eine der ältesten Therapieverfahren der Welt und hat seine Ursprünge in mehreren alten Kulturen. Archäologische und schriftliche Zeugnisse belegen, dass Schröpfen bereits um 3300 v. Chr. in Mesopotamien praktiziert wurde. Auch im alten Ägypten, in Griechenland, Indien und der Traditionellen Chinesischen Medizin wurde das Verfahren angewandt.

Während früher Tierhörner oder Glasgefäße genutzt wurden, um durch Unterdruck Blut oder »Schadstoffe« aus dem Körper zu leiten, gibt es heute moderne

Schröpfgläser – häufig aus Silikon – die sich auch zur Selbstanwendung eignen. Durch den Unterdruck im Schröpfglas wird die Haut sanft angehoben. Das fördert die Durchblutung, lockert verspannte Muskeln und löst Verklebungen im Bindegewebe. Besonders bei Migräne kann Schröpfen im Nacken-, Schulter- und oberen Rückenbereich helfen, Spannungen abzubauen – eine häufige Ursache für Attacken.

Schröpfformen:

- Trockenes Schröpfen: Schröpfgläser werden einige Minuten auf die Haut gesetzt, um Spannungen zu lösen.
- Schröpfkopfmassage: Das Schröpfglas wird auf eingeölter Haut bewegt – das wirkt wie eine intensive Bindegewebsmassage.
- Nasses Schröpfen: wird in manchen Praxen angewendet (mit Hautritzen), ist aber eher eine Spezialmethode.

Mit weichen Silikon-Schröpfgläsern lässt sich die Anwendung leicht zu Hause durchführen. Sie haften besser, wenn man die Haut leicht anfeuchtet oder einölt. Wichtig: maximal 3–5 Bewegungen pro Stelle, danach das Glas umsetzen – sonst entstehen Blutergüsse.

Selbsttherapien

Bewegung, Entspannung und Atemtechniken – aktiv gegen Migräne selbst vorgehen.

Sport & Bewegung

Sport ist für viele Migränepatienten ein wirksamer Therapiebaustein – vorausgesetzt, er wird regelmäßig betrieben und macht Freude. Denn nur, was Spaß macht, bleibt auch langfristig im Alltag bestehen.

Eine Metaanalyse aus dem Jahr 2022 zeigte deutliche Effekte verschiedener Sportarten auf Migräne:

- moderates Ausdauertraining: –2,2 Migränetage pro Monat
- hochintensives Intervalltraining (HIT): –3,1 Migränetage pro Monat
- Krafttraining: –3,5 Migränetage pro Monat

Die Erklärung dieser Ergebnisse liegt wohl in den Effekten der unterschiedlichen Sportformen durch verschiedene körperliche Prozesse. Durch das Krafttraining werden die bei Migräne verspannten Nackenmuskeln trainiert, diese sind dadurch weniger schmerzhaft und triggern seltener Migräneattacken im Gehirn. Auch führt ein Muskelzuwachs zur verbesserten Stabilität der Halswirbelsäule sowie einer vermehrten Bildung von Mitochondrien (»Kraftwerke der Zellen«) und möglicherweise somit zu einer besseren Energieversorgung des Gehirns, was prinzipiell günstig bei Migräne ist. Beim HIT-Training kommt es zu einer gesteigerten Endorphin-Ausschüttung, die dem Gehirn bei der Unterdrückung von Schmerzen hilft. Und beim moderaten Ausdauersport spielen vor allem die Endocannabinoide eine wichtige Rolle, die zu Entspannung von Körper und Geist beitragen.

Also ist eine Mischung aus den verschiedenen sportlichen Belastungen am sinnvollsten. Eine Kombination aus 3 Einheiten Krafttraining pro Woche plus Ausdauertraining (150 Minuten moderat oder 75 Minuten intensiv) gilt als optimal.

Natürlich sollte diese Mischung auch Spaß machen und vor allem das Krafttraining unter sorgfältiger, professioneller Anleitung erfolgen.

Das Krafttraining muss übrigens nicht zwingend in Fitnessstudios oder in Physiotherapiepraxen erfolgen, sondern kann auch gemütlich zu Hause passieren. Neben den aktiven Dehn- und Anspannungsübungen kann man mit Wasserflaschen oder mit Büchern gefüllte Rucksäcke nutzen.

Geeignete Sportarten bei Migräne:

- Rückenschwimmen und Kraulschwimmen
- Nordic Walking
- Inlineskaten (bei moderatem Tempo)
- Skilanglauf (bei moderatem Tempo)
- Joggen und Radfahren (gleichmäßige Bewegung)
- Hippotherapie/therapeutisches Reiten (ruhige, entspannte Pferde, erfahrene Reitleitung)

Weniger geeignete/kontraproduktive Sportarten:

- klassisches Brustschwimmen mit dauerhaft über Wasser gehaltenem Kopf
- Auch sportliches Brustschwimmen ist eher ungünstig.
- Turniersport/Leistungssport mit Pferd (oft Migränetrigger durch Stress und Erschütterungen)
- Sportarten mit vielen Erschütterungen oder abrupten Bewegungen
  - z. B. Handball, Fußball, Basketball
  - Kampfsportarten mit aktivem Gegnerkontakt
- Sportarten mit hohem Risiko durch starke Geschwindigkeit oder Sturzgefahr (z. B. riskantes Inlineskaten, schneller Skilanglauf)

Aktive Übungen mit Abspeicherung im Bindegewebe

Die folgenden Übungen (Seite 95–98) kombinieren Dehnung, isometrische Anspannung (Spannung ohne Bewegung) und einen letzten Schritt der »Abspeicherung« im Bindegewebe. Ziel ist es, verspannte Faszien zu lockern, die tiefe Stützmuskulatur aufzubauen und eine länger anhaltende Entspannung zu erreichen.

Bekannt wurden diese mehrschrittigen Übungen vor allem durch Roland Liebscher-Bracht, in der Osteopathie gibt es ähnliche Ansätze schon länger (Muskelenergietechniken). Das Besondere ist der letzte Schritt – die aktive Dehnung aus der Muskulatur heraus, die dafür sorgt, dass die Wirkung 24–48 Stunden anhält.

Spezielle Übungen bei Migräne und Kopfschmerzen nach Liebscher & Bracht:

- Nackenübung nach rechts und links
- Halswirbelsäulenübung
- obere Brustübung (45° nach rechts und links oder an der Zimmerecke)
- Rotationsübung nach rechts und links

Übungsablauf (verkürzte Version, bewährt in der Praxis):

1. Dehnen 10 Sek.
2. Gegenspannen 3 Sek.
3. Dehnen 7 Sek.
4. Gegenspannen 3 Sek.
5. Dehnen 7 Sek.
6. Gegenspannen 3 Sek.
7. Abspeicherung im Bindegewebe 10 Sek.

Wichtig: Der letzte Schritt darf nicht gekürzt werden, da er entscheidend für die nachhaltige Wirkung ist.

Dosis anpassen – falls Beschwerden auftreten:

- Übungshäufigkeit reduzieren (z. B. nur alle 2 Tage)
- Dehnung nur bis zu einem moderaten Ziehen ausführen
- Intensität verringern (statt voller Kraft nur 50 %)

Mit anderen Worten – Sie mögen bitte behutsam mit Ihrem eigenen Körper umgehen. In sich hineinhorchen, wo Ihre Grenzen liegen. Jeder Tag bietet andere Voraussetzungen. Wie ist das Wetter, gibt es einen Luftdruckwechsel, war der gestrige Tag anstrengend, wie war der Nachtschlaf, was haben Sie gegessen …?

Die vorhandene Grundspannung des Körpers bestimmt, wie viel Zeit und Intensität Sie Ihrem Körper während der Übungen zumuten dürfen. Fordern Sie zu viel, antwortet er mit einer Gegenspannung, die nicht nur zu Schmerzen führen kann, sondern auch dazu, dass die Übungen überhaupt keinen Effekt zeigen.

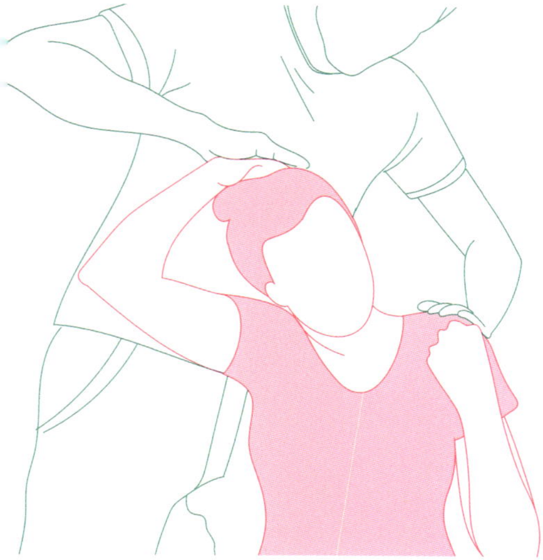

Nackenübung

Führen Sie die Übung am besten mit einer Hilfsperson aus.

Setzen Sie sich mit aufgerichteter Wirbelsäule aufrecht auf einen Stuhl. Winkeln Sie nun Ihren linken Arm an: Ihre geballte Hand ist auf Höhe der linken Schulter, der Ellenbogen zieht leicht nach unten, dadurch kommen Sie bereits in eine Vorspannung im Nackenbereich.

Dehnen: Den Kopf drehen Sie nun leicht in Richtung Ihrer linken Faust, dadurch ergibt sich ein 45-Grad-Winkel. Nun greifen Sie mit dem rechten Arm leicht schräg über den Kopf nach hinten und ziehen Sie den Kopf sanft in eben diese Streckung zum rechten Arm. Halten Sie diese Dehnung 10 Sekunden und achten Sie darauf, dass die Wirbelsäule aufgerichtet und der linke Ellenbogen tief bleibt.

Gegenspannen: Die Hilfsperson stellt sich nun hinter Sie. Mit einer Hand drückt sie sanft gegen Ihre haltende Hand am Hinterkopf, so entsteht die gewünschte Gegenspannung. Sie halten diesem Druck 3 Sekunden entgegen, wodurch die Dehnung im linken Nackenbereich gestärkt wird. Dann erneut für 10 Sekunden nur Grunddehnung herstellen.

Steigerung Dehnen und Gegenspannen: Nun baut die Hilfsperson noch etwas mehr Druck an Ihrer rechten Hand auf, die Dehnung verstärkt sich erneut. Spannung nach 3 Sekunden lösen, Grunddehnung, dann ein drittes Mal noch weiter in die Dehnung gehen, die linke Hand der Hilfsperson kann auf Ihrer linken Schulter zusätzlich leichte Spannung nach unten aufbauen.

Abspeichern: Nehmen Sie dann Ihre rechte Hand vom Kopf und versuchen Sie, die Dehnung allein durch reine Muskelkraft zu halten bzw. noch weiter nach rechts unten zu dehnen (Abspeicherung). Lösen Sie die Dehnung nach 20 Sek. auf, kommen Sie in die Ausgangsposition im aufrechten Sitz zurück und führen Sie die Übung nach rechts aus.

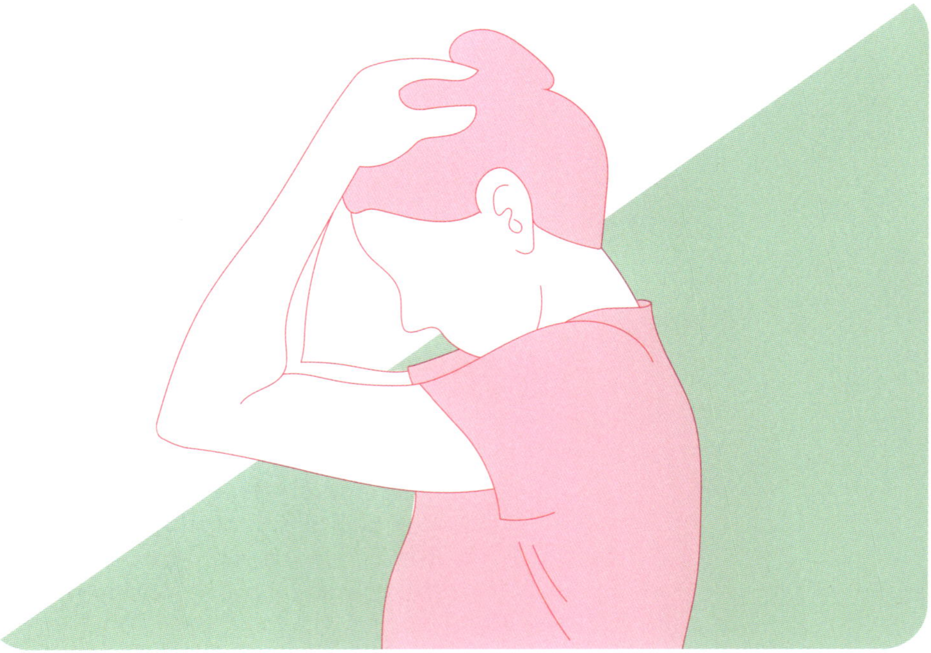

Halswirbelsäulenübung

Für diese Übung setzen Sie sich falsch herum auf einen Stuhl mit Rückenlehne. Wichtig ist eine aufgerichtete Wirbelsäule.

Dehnen: Nun greifen Sie mit den Fingerspitzen beider Hände von vorne auf den Kopf und ziehen diesen sanft nach unten, das Kinn geht in Richtung Brustbein. Dadurch wird der obere Bereich der Halswirbelsäule sanft gedehnt. Halten Sie diese Position 10 Sekunden.

Gegenspannen: Drücken Sie dann Ihren Kopf gegen die haltenden Hände. Für die Gegenspannung ziehen Sie den Kopf zusätzlich etwas weiter nach unten in Richtung Brustwirbelsäule. Halten Sie diese Spannung 3 Sekunden, dann 10 Sekunden Grundspannung.

Steigerung Dehnen und Gegenspannen: Gehen Sie dann ein weiteres Mal verstärkt in die Dehnung: mehr Kraft gegen die haltenden Hände, mehr Zug nach unten. Achten Sie darauf, dass Ihr Rücken gerade bleibt und sich nicht mit einrollt. Die Beugung geschieht nur in der Halswirbelsäule. Drei Sekunden halten, 10 Sekunden Grunddehnung, dann eine weitere Steigerung.

Abspeichern: Lösen Sie abschließend die Hände vom Kopf, legen Sie sie ab und halten Sie die Position des Kopfes. Versuchen Sie nun, die Spannung nur mit Muskelkraft aufzubauen/zu halten, sodass die Bewegung und die Spannung abgespeichert werden.

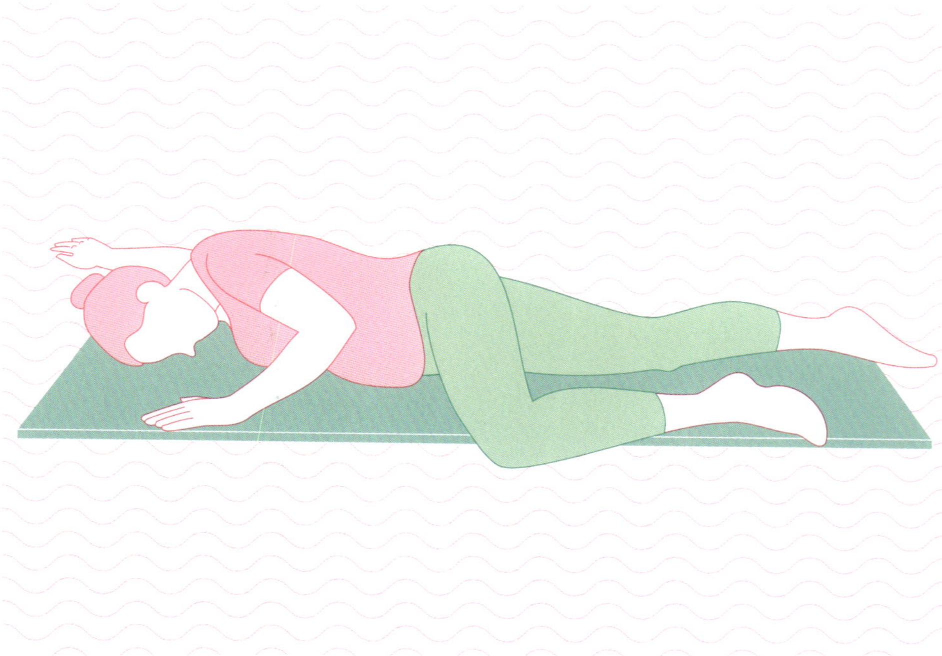

Obere-Brust-Übung 45 Grad

Für diese Übung begeben Sie sich in Bauchlage. Ihren rechten Arm legen Sie über der Schulterlinie im 45-Grad-Winkel nach oben ab. Die linke Hand liegt unter der linken Schulter. Ihr linkes Knie winkeln Sie nun zur Stabilisierung an.

Dehnen: Nun drücken Sie sich mit dem linken Arm vom Boden hoch, die rechte Schulter muss am Boden bleiben, der rechte Arm bleibt gestreckt, der Kopf bleibt am Boden abgelegt. Die Schulterlinie bleibt somit im 45-Grad-Winkel zum gestreckten rechten Arm. Halten Sie diese Position 10 Sekunden.

Gegenspannen: Drücken Sie anschließend für die Gegenspannung die rechte Hand in den Boden, mit möglichst viel Kraft. Drei Sekunden halten.

Steigerung Dehnen und Gegenspannen: Lösen Sie die Spannung rechts, dehnen Sie sich dann über den linken Arm noch weiter auf. Position 10 Sekunden halten, dann rechte Handfläche wieder in den Boden drücken. Drei Sekunden halten. Lösen und ein drittes Mal links weiter nach oben dehnen, rechte Hand in den Boden drücken.

Abspeichern: Gehen Sie zurück in die Bauchlage, die Beine liegen parallel am Boden. Ihre beiden Arme strecken Sie mit gestreckten Ellenbogen im 45-Grad-Winkel nach vorne, der Oberkörper wird durch diesen Zug nach oben angehoben.

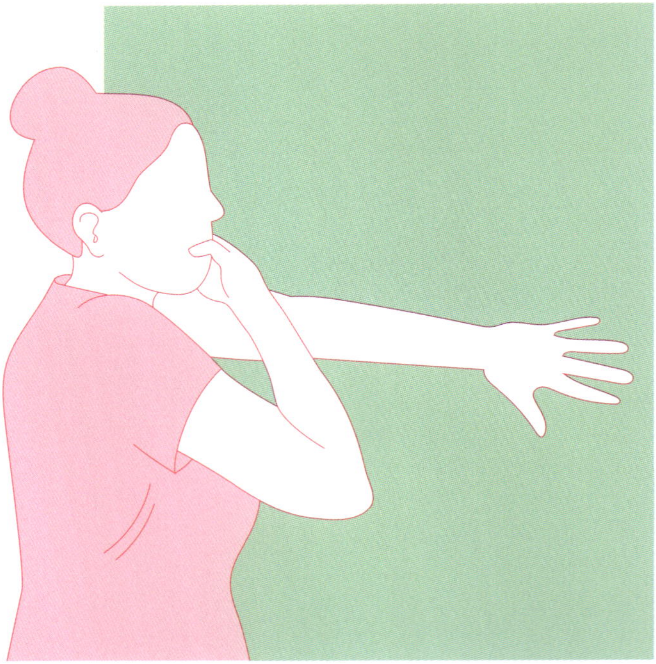

Rotationsübung

Für diese Übung stellen Sie sich mit der rechten Körperseite seitlich an eine Wand, die Beine sind so nah wie möglich an der Wand.

Dehnen: Greifen Sie nun mit der linken Hand an die Wand, dabei dreht sich Ihr Oberkörper nach rechts ein. Wandern Sie mit der linken Hand immer weiter an der Wand entlang, um möglichst weit in die Rotation zu kommen. Greifen Sie dann mit der rechten Hand an die linke Kieferseite und drehen Sie den Kopf so weit wie möglich nach rechts. Schauen Sie mit den Augen zusätzlich so weit wie möglich nach rechts, über Ihre rechte Schulter hinweg. Halten Sie diese Position 10 Sekunden.

Gegenspannen: Drehen Sie nun den Oberkörper nach links, ihre linke Hand bleibt fest an der Wand verankert, die rechte baut Dehnung am Kiefer auf. Drei Sekunden halten.

Lösen Sie die Dehnung nach links, gehen Sie noch weiter in die Rotation über die rechte Schulter. Wieder 10 Sekunden halten, dann Oberkörper entgegengesetzt nach links für 3 Sekunden aufdehnen. Eine letzte Steigerung ausführen.

Abspeichern: Arme entspannt nach unten fallen lassen. Position der Oberkörperdrehung beibehalten und versuchen, diesen mit reiner Muskelkraft noch weiter nach rechts aufzudrehen.

Dann die Übung zur anderen Seite ausführen.

Atemtherapie nach Middendorf

Die Atemtherapie nach Ilse Middendorf ist ein ganzheitlich wirkendes psychophysisches Verfahren, das auch von vielen Physiotherapeuten mit einer entsprechenden Zusatzausbildung im Rahmen der Krankengymnastik und Massage durchgeführt wird. Im Zentrum der Atemtherapie nach Middendorf steht die »Erfahrbarmachung des Atems«. Das heißt: den Atem bewusst wahrnehmen, vertiefen und wieder zu einem natürlichen, ruhigen Rhythmus zurückfinden.

Warum ist das wichtig? Viele Menschen atmen bei Stress oder Schmerzen schnell und flach. Dadurch wird die Sauerstoffversorgung eingeschränkt, Verspannungen nehmen zu, und Migräneanfälle können leichter ausgelöst werden. Eine bewusste, tiefe Atmung hingegen verbessert die Sauerstoffaufnahme, beruhigt das Nervensystem und kann Anspannungen im Kopf- und Nackenbereich lösen.

Wirkung bei Migräne:

- Förderung einer tieferen, natürlicheren Atmung
- Verbesserung der Sauerstoffversorgung
- Beruhigung des vegetativen Nervensystems
- Linderung von Verspannungen und Kopfschmerzen
- Unterstützung bei der Migräneprophylaxe

Die Methode ist sanft und für alle Altersgruppen geeignet. Da es etwas Anleitung braucht, empfiehlt sich zunächst eine Schulungsphase bei einem ausgebildeten Atemtherapeuten. Danach können viele Übungen eigenständig weitergeführt werden.

Feldenkrais

Die Feldenkrais-Methode ist eine körperorientierte Lernmethode, entwickelt vom Physiker und Judolehrer Moshe Feldenkrais. Sie basiert auf der Idee, dass durch bewusste Wahrnehmung von Bewegungen und das Erlernen neuer Bewegungsmuster die Körperwahrnehmung und das Selbstbewusstsein gestärkt werden können. Die Methode wird in Sportvereinen, Yogastudios und auch in Rehakliniken angeboten. Indikationen sind chronische Schmerzen im Bewegungsapparat, neurologische Erkrankungen wie Morbus Parkinson oder Multiple Sklerose und mangelnde Körperwahrnehmung.

Grundprinzipien:

- Bewusste Bewegung: langsam, achtsam und ohne Anstrengung ausgeführt. Das Ziel ist nicht »Training«, sondern Erforschung.
- Lernen durch Wahrnehmung: Durch feine Unterschiede in Bewegung und Haltung lernt der Körper, effizientere Muster zu erkennen und zu übernehmen.

- Bewegungsvielfalt statt Wiederholung: Im Gegensatz zu klassischen Fitness-Methoden wird Variation statt Wiederholung genutzt, um das Nervensystem zu stimulieren.
- Zusammenhang von Körper und Geist: Körperliche Muster spiegeln emotionale oder geistige Zustände wider – und umgekehrt. Veränderung auf einer Ebene beeinflusst die andere.

Formen der Feldenkrais-Arbeit:

- Bewusstheit durch Bewegung (ATM): Gruppenstunden mit verbaler Anleitung, oft im Sitzen oder Liegen.
- Funktionale Integration (FI): Einzelarbeit, bei der die Therapeutin/der Therapeut den Körper sanft bewegt und neue Muster erlebbar macht.

Wirkung bei Migräne:

- löst Verspannungen im Nacken- und Schulterbereich
- verbessert die Körperhaltung
- reduziert Stress

Progressive Muskelrelaxation nach Jacobson

Die Progressive Muskelentspannung (PME) nach Jacobson ist eine einfache, wirksame Entspannungstechnik, die vom amerikanischen Arzt Edmund Jacobson entwickelt und 1929 erstmals veröffentlicht wurde. Sie basiert auf der Beobachtung, dass Stress und innere Anspannung fast immer mit muskulären Verspannungen einhergehen. Durch bewusstes An- und Entspannen bestimmter Muskelgruppen lernt der Körper, Verspannungen schneller zu lösen und tiefere Entspannung zu erreichen.

Ablauf:

1. Anspannen: eine Muskelgruppe (z.B. Fäuste ballen, Schultern hochziehen) wird für wenige Sekunden fest angespannt.
2. Loslassen: die Spannung wird gelöst, die Entspannung bewusst wahrgenommen.
3. Wiederholen: nacheinander alle Muskelgruppen von Kopf bis Fuß durchgehen.

Wirkung bei Migräne:

- löst muskuläre Verspannungen
- fördert Stressabbau und tiefe körperliche Ruhe
- verbessert Körperwahrnehmung
- reguliert Herzschlag, Atmung, Blutdruck und Stoffwechsel
- unterstützt bei Schlafstörungen, Ängsten und chronischen Schmerzen

Regelmäßige PME kann die Anfallsfrequenz senken, weil sie die allgemeine Muskel- und Stressspannung reduziert – zwei wichtige Migräne-Auslöser. Allerdings sollte sie nicht direkt zu Beginn einer Attacke durchgeführt werden, da die Anspannungsschritte dann als unangenehm empfunden werden können.

Die Methode lässt sich in Kursen (z. B. Rehakliniken, Krankenkassenangebote, Yogastudios) oder eigenständig zu Hause mit Anleitungen aus Büchern, Hörprogrammen oder Online-Videos erlernen.

Autogenes Training

Das Autogene Training wurde in den 1920er-Jahren vom Berliner Neurologen Prof. Johannes Heinrich Schultz entwickelt. Es ist eine Entspannungsmethode, die auf Selbsthypnose basiert und durch Autosuggestion (gedankliche Formeln) eine tiefe körperliche und seelische Ruhe herbeiführt.

Die Übungen werden meist im Liegen oder in der entspannten »Droschkenkutscherhaltung« im Sitzen durchgeführt. Mit kurzen Formeln wird der Körper schrittweise in einen Entspannungszustand geführt. Nach etwa 10 Minuten erfolgt ein bewusstes Rückführen durch Recken und Strecken.

Entspannungsformeln:

- »Ich bin ganz ruhig.«
- »Arme und Beine sind schwer.«
- »Arme und Beine sind warm.«
- »Herz schlägt ruhig und gleichmäßig.«
- »Atmung ruhig und gleichmäßig.«

Für Kopfschmerz- und Migränepatienten besonders empfohlen: »Nacken strömend warm, Stirn angenehm kühl, klar und frei.«

Wirkung bei Migräne:

- Stressabbau und Förderung innerer Ruhe
- Senkung von Muskelspannung und vegetativer Übererregung
- Verbesserung von Herzschlag, Atmung und Kreislaufregulation
- Reduktion von Anfallshäufigkeit und -intensität, da der Körper leichter in einen Entspannungszustand findet.

Autogenes Training wird häufig in Rehakliniken, Kursen von Krankenkassen oder Yogastudios vermittelt und kann danach selbstständig zu Hause geübt werden (z. B. mithilfe von Hörprogrammen oder Online-Anleitungen). Entscheidend ist die Regelmäßigkeit: nur durch kontinuierliches Üben stellt sich ein nachhaltiger Effekt auf Migräne ein.

Yoga & Meditation

Yoga und Meditation gehören zu den wirksamsten Selbsthilfestrategien bei Migräne. Sie kombinieren Bewegung, Atmung und Achtsamkeit und können so körperliche wie seelische Spannungen lösen. Insbesondere im Rahmen einer multimodalen Therapie – also als Ergänzung zu medizinischen und physiotherapeutischen Maßnahmen – zeigen sie positive Effekte.

Wirkung bei Migräne:

- Lösen von Verspannungen: Sanfte Dehnübungen (Asanas) lockern Nacken-

und Schultermuskulatur, die häufig bei Migräne überlastet sind.

- Verbesserte Sauerstoffversorgung: Atemübungen (Pranayama) fördern eine tiefere Atmung und steigern die Durchblutung sowie den Stoffwechsel.
- Regulation des Blutdrucks: Regelmäßige Praxis kann Schwankungen stabilisieren – ein möglicher Migräne-Trigger.
- Stressabbau: Achtsamkeitsübungen und Meditation helfen, innere Unruhe und äußeren Druck zu reduzieren – wichtige Migränefaktoren.
- Steigerung der Lebensqualität: Studien zeigen, dass Betroffene sich durch Yoga und Meditation ausgeglichener fühlen und die Häufigkeit sowie Intensität ihrer Attacken abnehmen.

Yoga und Meditation sollten **unter Anleitung erlernt** werden, um Überforderung oder Fehlhaltungen zu vermeiden. Nach einer Einführungsphase sind viele Übungen leicht selbstständig zu Hause durchzuführen.

Kneipp-Anwendungen

Die Kneipp-Therapie nutzt Wasseranwendungen, um die Gefäßregulation zu trainieren und die Durchblutung zu fördern. Gerade bei Migränepatienten – die häufig unter kalten Händen und Füßen oder einer gestörten Gefäßanpassung leiden – können diese Anwendungen vorbeugend wirken und akute Beschwerden lindern.

Studien zeigen: Kneipp-Kuren in Kombination mit Bewegung, Ernährung und Entspannung können die Häufigkeit und Intensität von Migräneattacken senken. Auch Hydrotherapie allein, ergänzend zu Medikamenten, verbessert die Behandlungsergebnisse.

Wichtige Anwendungen bei Migräne

1. Kalter Gesichtsguss: wird kurz über Stirn und Gesicht geführt. Er wirkt reflektorisch auf die Kopfregion, erfrischt deutlich und kann akute Kopfschmerzen lindern.

2. Ansteigender Nackenguss: beginnt mit lauwarmem Wasser, das am Nacken entlangläuft und langsam auf etwa 43 °C erhöht wird. Diese Anwendung löst Verspannungen und fördert die Durchblutung – eignet sich allerdings nicht bei Bluthochdruck oder Herzschwäche.

3. Warmes Fußbad (mit Zusätzen): mit 38–40 °C entlastet den Körper und wärmt angenehm für 10–20 Minuten. Ingwerpulver unterstützt bei kalten Füßen, während Senfmehl bei akuter Migräne als Gegenreiz hilfreich sein kann.

4. Wechselfußbad: hierbei werden die Füße fünf Minuten warm und anschließend etwa 15 Sekunden kalt gebadet. Der Wechsel kann mehrfach wiederholt werden, trainiert die Gefäße und belebt – Rosmarin oder Ingwer verstärken den durchblutungsfördernden Effekt.

5. Armbäder: können entweder kalt über 30 Sekunden oder temperaturansteigend

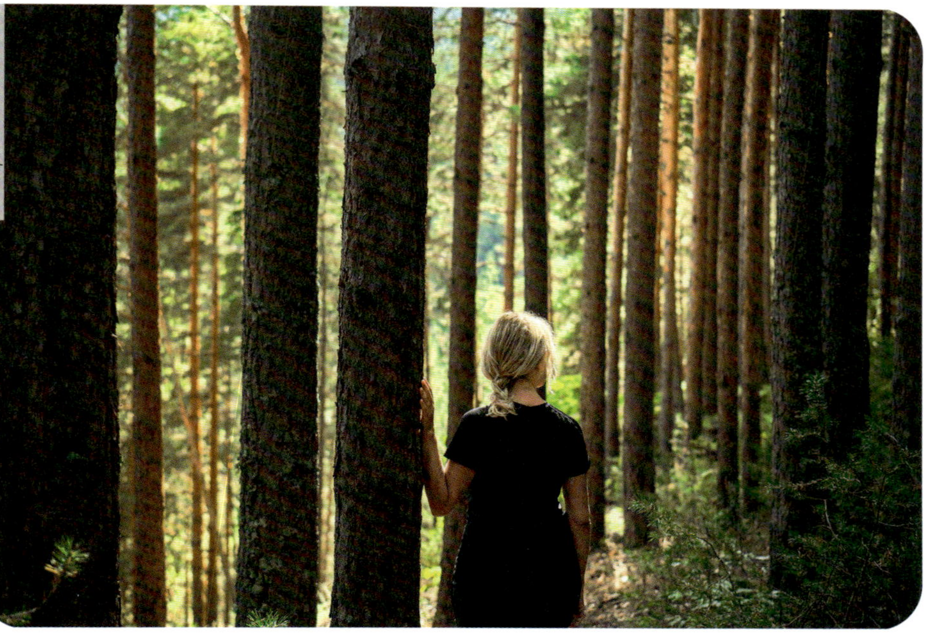

von 34 °C auf 42 °C durchgeführt werden. Sie regulieren den Kreislauf und wirken bei Kopfschmerzen oft entlastend.
6. Heublumensack: ein in Wasserdampf erwärmter Beutel mit Heublumen, wird auf Nacken oder Schultern gelegt. Die Wärme entspannt die Muskulatur, lindert Schmerzen und fördert zugleich die Durchblutung.

Waldbaden

Waldbaden (»Shinrin Yoku«) stammt aus Japan und bedeutet das bewusste Eintauchen in die Natur. Bereits wenige Minuten täglich im Wald senken nachweislich Blutdruck, Herzfrequenz und Stresshormone. Ein Spaziergang in der Innenstadt zeigt diesen Effekt nicht – wohl aber der Gang durch einen Park oder eine bewaldete Umgebung.

Für Migränepatienten ist das besonders relevant: Stress gilt als einer der wichtigsten Auslöser von Anfällen. Studien zeigen zudem, dass Menschen, die in der Nähe von Wald leben, eine gesündere Aktivität der Amygdala (Mandelkern, wichtig für die Stressverarbeitung) aufweisen. Ein Mangel an Naturumgebung wirkt sich dagegen eher belastend aus und kann Migräne verstärken.

Ernährung

Ja, Bio soll es sein, bei hohem Leidensdruck muss es das sogar sein, damit der Körper nicht noch zusätzlichen Ärgernissen ausgesetzt ist. Optimal sind die Lebensmittel von Demeter, da sie die strengsten Richtlinien haben, was Hilfsmittel, Dünger, Medikamenteneinsatz, Tierhaltung, Schlachtung angeht. Aber auch Bioland und Naturland sowie einige andere Marken haben recht hohe Standards. Die einfachsten Richtlinien hat das europäische Biosiegel.

Kaufen Sie frische Produkte, kaufen Sie unverarbeitete Produkte. Es kann ein Bio-Naturjoghurt sein, in den man Zimt oder Biomarmelade einrührt, anstatt Fruchtjoghurt zu kaufen. Auch die Bio-Produkte sind nicht vor Zucker geschützt und zum Teil sehr süß. Allerdings sind die Süßigkeitenpackungen kleiner und haben nicht gleich drei verschiedene Zuckersorten auf der Inhaltsliste, sondern nur eine Zuckerart.

Ein hoher und schwankender Zuckerkonsum kann Migräne fördern, während eine stabile Blutzuckerführung das Risiko für Attacken senkt. Migränebetroffene profitieren daher von einer ausgewogenen, zuckerarmen Ernährung mit komplexen Kohlenhydraten und regelmäßigen Mahlzeiten.

Das Gehirn ist zwar auf eine kontinuierliche Glukosezufuhr angewiesen, da es

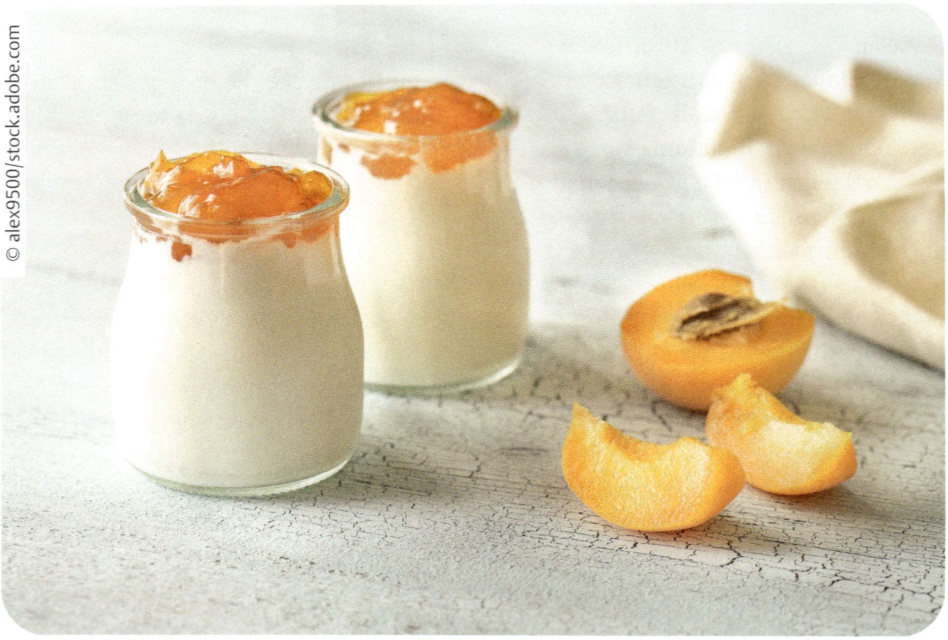

keine eigenen Energiespeicher hat. Blutzuckerschwankungen und Energiedefizite fördern Entzündungsreaktionen im Gehirn und können Migräneattacken auslösen. Diese Glukosezufuhr darf aber nicht sprunghaft sein, wie es durch einfache Zuckerarten passiert, da nach einem schnellen Anstieg des Blutzuckerspiegels häufig ein rascher Abfall (reaktive Unterzuckerung) folgt. Dadurch wird das Gehirn mit weniger Energie versorgt und dieser Energiemangel kann einen Migräneanfall auslösen. Das Zauberwort ist eine niedrig-glykämische, ballaststoffreiche Ernährung.

Wichtige Mikronährstoffe: Ernährung und Supplemente

Eine ausgewogene Ernährung bildet die Basis, dennoch zeigen Studien, dass bestimmte Mikronährstoffe bei Migräne eine vorbeugende Wirkung haben können. Neben natürlichen Quellen kann – je nach Bedarf – auch eine gezielte Supplementierung sinnvoll sein.

Magnesium:

- natürliche Quellen: Nüsse (Mandeln, Cashews, Kürbiskerne), Vollkornprodukte, grünes Blattgemüse, Hülsenfrüchte, Kartoffeln, Bananen, Kakao/Zartbitterschokolade, Mineralwasser mit hohem Magnesiumgehalt
- Dosierung: 400–600 mg täglich, am besten in 3–4 Portionen über den Tag verteilt.

Magnesiumchlorid-Hexahydrat-Lösung selbst herstellen

Haltbarkeit 6 Monate

1. 30 mg Magnesiumchlorid-Hexahydrat-Pulver (z. B. online oder in der Apotheke zu kaufen) auf 100 ml destilliertes Wasser geben, oder
2. eine gesättigte Lösung herstellen. Dafür die gewünschte Menge an destilliertem Wasser in ein Gefäß füllen, unter Umrühren Magnesiumchlorid-Hexahydrat-Pulver dazugeben – so lange, bis sich das Pulver nicht mehr im Wasser löst und ein wenig Pulver auf dem Boden verbleibt.
3. Diese Lösung in eine Flasche mit Sprühaufsatz füllen und auf verspannte, ggf. schmerzende Hautstellen sprühen (nicht auf Schleimhäute oder offene/entzündete Haut und nicht schlucken).

Omega-3-Fettsäuren:

- natürliche Quellen: fettreicher Seefisch (Lachs, Hering, Makrele, Sardinen), Krill, Leinöl, Walnüsse, Hanföl, Algenöl (für Vegetarier/Veganer), Chia-Samen
- Dosierung: 4–6 g pro Tag, teils als Öl (z. B. für Salat), teils als Kapseln

Vitamin B_1 (Thiamin):
- natürliche Quellen: Vollkornprodukte, Hülsenfrüchte, Sonnenblumenkerne, Erdnüsse, Schweinefleisch, Kartoffeln, Weizenkeime, Trockenhefe
- Dosierung: 5 mg täglich; therapeutisch bis zu 100 mg/Tag

Vitamin B_2 (Riboflavin):
- natürliche Quellen: Fleisch (Rind, Schwein, Geflügel), Fisch (Makrele, Aal), Milchprodukte, dunkelgrünes Gemüse, Sojabohnen, Roggenbrot, Mandeln, Eier, Hefe
- Dosierung: ca. 400 mg täglich

Vitamin B_3 (Niacin):
- natürliche Quellen: mageres Fleisch, Geflügel, Thunfisch, Lachs, Leber, Erdnüsse, Mungobohnen, Vollkorngetreide, Pilze
- Dosierung: 500 mg täglich

Vitamin B_5 (Pantothensäure):
- natürliche Quellen: Leber, Fleisch, Fisch, Eigelb, Milchprodukte, Haferflocken, Nüsse, Hülsenfrüchte, Pilze, Avocado, Zitrusfrüchte, Hefe
- Dosierung: 200–300 mg täglich; therapeutisch bis zu 500 mg/Tag

Vitamin B_6 (Pyridoxin):
- natürliche Quellen: Geflügel, Schweinefleisch, Rinderleber, Fisch, Vollkornprodukte, Hülsenfrüchte, Nüsse, Rosenkohl, Brokkoli, Kartoffeln, Bananen, Avocado
- Dosierung: 10 mg täglich; therapeutisch bis zu 200 mg/Tag

Vitamin B_7 (Biotin):
- natürliche Quellen: Leber, Eigelb, Mandeln, Haferflocken, Vollkornreis, Sojabohnen, Spinat, Tomaten, Kartoffeln, Milchprodukte, Sonnenblumenkerne
- Dosierung: 300 µg täglich; therapeutisch bis zu 10 mg/Tag

Folsäure (Vitamin B_9):
- natürliche Quellen: grünes Gemüse (Feldsalat, Rosenkohl, Bohnen, Spinat), Hülsenfrüchte, Vollkornprodukte, Nüsse und Samen, Leber, Eier, Tomaten, Bananen, Avocado
- Dosierung: 400–800 µg täglich

Coenzym Q10:
- natürliche Quellen: Fleisch (v. a. Innereien), ölige Fische (Sardinen, Makrelen, Hering), Nüsse, Olivenöl, Sesamöl, Hülsenfrüchte, Spinat, Brokkoli, Milchprodukte
- Dosierung: 200–400 mg täglich, auf morgens und mittags verteilt.

Vitamin D_3:
- natürliche Quellen: Sonne (Hautbildung), fetter Fisch, Eigelb, Butter, Käse, Champignons, angereicherte Lebensmittel
- Dosierung: sehr individuell – meist 1500–5000 I. E. pro Tag, abhängig von Körpergröße, Gewicht und Hauttyp. Zielwert im Blut: 60–80 ng/ml (150–200 nmol/l). Wichtig: Einnahme immer zusammen mit Fett (beispielsweise Öl) und am besten in Kombination mit Vitamin K_2.

Vagusstimulation

Zwischen dem Hirnnerv (Nervus vagus) und Migräne besteht ein enger Zusammenhang, der sowohl die Entstehung als auch die Behandlung von Migräne betrifft. Der Vagusnerv ist ein zentraler Bestandteil des parasympathischen Nervensystems und beeinflusst zahlreiche Körperfunktionen, darunter auch die Schmerzweiterleitung und die Regulation von Entzündungsprozessen.

- Trigeminovaskuläre Bahnen: Der Vagusnerv kann deren Aktivität modulieren und so die Migräneschmerz-Wahrnehmung senken.
- Entzündungshemmung: Er hemmt die Freisetzung proinflammatorischer Zytokine, die bei Migränepatienten oft erhöht sind.
- Neurotransmitter: Über den Vagus werden u. a. Serotonin und GABA beeinflusst, die eine wichtige Rolle in der Schmerzkontrolle spielen.

Eine Vagusstimulation kann demnach bei Migräne helfen, insbesondere als ergänzende Therapie zur Akutbehandlung und aber auch zur Prophylaxe.

Nichtinvasive Vagusnervstimulation

Die transkutane Vagusnervstimulation (tVNS) erfolgt mit kleinen Geräten, die am Hals (über der Halsschlagader) oder am Ohr angesetzt werden. Über Elektroden werden schwache elektrische Impulse abgegeben, die den Vagusnerv durch die Haut reizen. Wirkmechanismus: Die elektrischen Impulse reizen einen sensiblen Ast des Vagusnervs durch die Haut. Dadurch werden bestimmte Hirnregionen aktiviert, die an der Regulation von Schmerz, Emotionen, Entzündungen und anderen Körperfunktionen beteiligt sind. Studien zeigen, dass die Anwendung eines Vagusnerv-Stimulators am Hals bei Migräneattacken die Kopfschmerzen bei einem signifikanten Teil der Patienten lindern kann. In einer Studie waren beispielsweise eine Stunde nach Beginn der Attacke 21 % der Patienten durch die Stimulation schmerzfrei, was deutlich besser war als bei der Scheinbehandlung. Auch der Anteil der Patienten mit mindestens 50 % Schmerzlinderung war signifikant höher in der Placebogruppe.

Invasive Vagusnerv-Stimulation

Auch implantierte Geräte werden sehr vereinzelt bei schwer behandelbarer Migräne eingesetzt und können zu einer deutlichen Reduktion der Attackenfrequenz führen. Diese Methode wird vor allem bei therapieresistenter Epilepsie oder schweren Depressionen eingesetzt. Für Migräne ist die invasive Vagusnerv-Stimulation nur in Einzelfällen beschrieben und daher keine Standardtherapie.

Natürliche und alternative Heilmethoden

Pflanzliche Heilmittel, Aromatherapie, Homöopathie – sanfte Wege zur Unterstützung und Vorbeugung.

Phytotherapie

Die Phytotherapie nutzt pflanzliche Arzneimittel in Form von Tees, Tinkturen, Extrakten, Pulvern oder Kapseln (innere Anwendung) sowie Umschlägen, Bädern, Salben oder Wickeln (äußere Anwendung).

Aromatherapie

Die Aromatherapie ist ein Teilbereich der Phytotherapie und kann bei Migräne unterstützend wirken, indem sie Symptome lindert und das Wohlbefinden verbessert. Sie ersetzt jedoch nicht immer eine medikamentöse Behandlung. Während die klassische Phytotherapie meist mit Gesamtauszügen der Pflanze (z. B. Tees, Tinkturen, Pulver) arbeitet, verwendet die Aromatherapie ausschließlich die ätherischen Öle, also konzentrierte Duftstoffe aus Pflanzen.

Besonders geeignet:

- Pfefferminzöl: wirkt kühlend und schmerzlindernd. Das Auftragen von verdünntem Pfefferminzöl auf Stirn, Schläfen und Nacken kann Migränekopfschmerzen spürbar lindern. Eine kühle Kompresse mit Pfefferminzwasser oder die Anwendung eines Roll-ons sind ebenfalls wirksam.
- Lavendelöl: hat beruhigende und entspannende Eigenschaften, die helfen können, Stress und Angst zu reduzieren – beides Faktoren, die Migräne begünstigen können. Die Inhalation von Lavendelöl oder die Anwendung im Diffusor kann Migräneattacken abschwächen.

- Weitere Öle: auch Rosmarin, Kamille, Eukalyptus und Majoran werden zur Linderung von Migräne eingesetzt, insbesondere bei stress- oder verspannungsbedingten Kopfschmerzen, Ingwer kann bei Übelkeit eine gute Hilfe sein.

Innere Anwendung Phytotherapie

Mutterkraut (Tanacetum parthenium) ist die am besten untersuchte und am häufigsten empfohlene Heilpflanze zur Migräneprophylaxe. Es wirkt gefäßverengend, entzündungshemmend, beeinflusst die Schmerzweiterleitung und reduziert Begleitsymptome. So können die Häufigkeit und Schwere von Migräneanfällen sowie Begleiterscheinungen wie Übelkeit und Lichtempfindlichkeit reduziert werden. Die Wirkung baut sich bei regelmäßiger Einnahme über mehrere Wochen auf. Die Kombination mit Ingwer ist laut Studien besonders wirksam.

Ingwer kann sowohl Übelkeit als auch Migräneschmerzen lindern. Studien zeigen, dass Ingwerpulver den Schweregrad und die Dauer von Migräneattacken ähnlich gut wie das Medikament Sumatriptan verringert, jedoch mit weniger Nebenwirkungen. Ingwer wird meist als Tee oder in Kapselform eingenommen.

Pestwurz (Petasites hybridus) ist ebenfalls in der Prophylaxe wirksam, wird aber wegen möglicher Nebenwirkungen und Zulassungsfragen seltener verwendet.

Weitere pflanzliche Hausmittel und Tees, die unterstützend wirken können: Ginkgo, Oregano, Zitronenmelisse, Lindenblüten, Rosmarin, Mädesüß, Kamille, Frauenmantel, Waldmeister.

Bitterstoffe

Bitterstoffe fördern die Verdauung, entlasten die Leber und können auch Migränebeschwerden lindern. Leider enthalten viele unsere Lebensmittel immer weniger Bitterstoffe – hier sind einige Beispiele: Endiviensalat, Chicorée, Radicchio, Löwenzahnblätter, Artischockenkraut, Tausendgüldenkraut, Wermutkraut, Angelikawurzel, Pomeranzenfrüchte, Schafgarbenkraut mit Blüten, Ingwerwurzel, Kardamom mit Schale, Lavendelblüten, Kurkumawurzel, Zitwerwurzel, Bitterer Fenchel, Schwarzkümmelsamen.

Homöopathische Mittel und ihre Anwendungsgebiete

Die Homöopathie gehört zu den am meisten diskutierten Heilverfahren: Manche schwören darauf, andere zweifeln an der Wirksamkeit. Dennoch berichten viele Betroffene von guten Erfahrungen – gerade bei chronischen Beschwerden wie Migräne.

Die Grundidee stammt von Dr. Samuel Hahnemann. Er formulierte das soge-

Fortsetzung auf S. 112

Homöopathie

Eine altbekannte Heilmethode, die auch bei Kopfschmerzen und Migräne preisgünstige und unkomplizierte Unterstützung bieten kann.

Viele Menschen wissen gar nicht, welches Prinzip hinter der Homöopathie steckt. Dabei ist das System im Tierreich schon lange bekannt: Tiere besitzen die Fähigkeit, Naturstoffe durch Kauen einzuschätzen – »essbar« oder »giftig«. Giftige Pflanzen spucken sie aus, heilende oder nahrhafte Kräuter werden geschluckt. Ist ein Wildtier verletzt oder krank, sucht es instinktiv bestimmte Pflanzen auf, die Linderung verschaffen.

Wie wirkt Homöopathie?

Die Haut und Schleimhäute des Menschen (und auch der Tiere) besitzen feine Rezeptoren, die reine Stoffe erkennen und eine blitzschnelle Nervenreaktion auslösen können. Dieses Prinzip nutzt die Homöopathie: Mit sehr kleinen Reizen wird der Körper angestoßen, selbst aktiv zu werden – eine Art Mobilisierung der Selbstheilungskräfte.

Natürlich reagiert nicht jeder Mensch gleich. Manche sind sehr sensibel und sprechen schon auf kleinste Impulse an, während andere einen stärkeren Reiz brauchen. Auch unsere moderne Lebensweise – verarbeitete Lebensmittel, künstliche Zusatzstoffe, Alkohol, Nikotin, Parfum oder aromatisierte Körperpflegeprodukte – kann die »feine Botschaft« homöopathischer Mittel abschwächen.

Grenzen und Möglichkeiten

Schon Dr. Samuel Hahnemann, der Begründer der Homöopathie, betonte, dass sie nicht alles heilen kann. In vielen Fällen kann sie jedoch hilfreich sein – oder zumindest begleitend zur Schulmedizin eingesetzt werden. Voraussetzung ist, dass die Aufnahmewege wie Mund und Haut »sauber« sind, damit die Reize wirken können.

Beispiele aus der Schulmedizin

Manchmal ist uns gar nicht bewusst, dass homöopathische Mittel längst Einzug in die schulmedizinische Praxis gehalten haben.

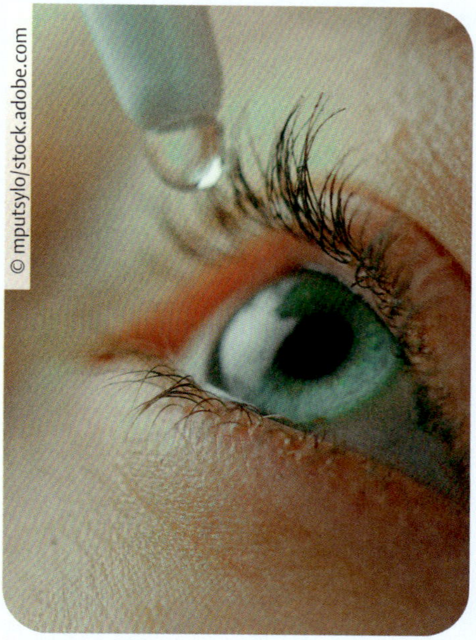
© mputsylo/stock.adobe.com

Drei bekannte Beispiele:

- **Euphrasia-Augentropfen:** viele Kinderärzte verschreiben sie bei Bindehautentzündungen, bevor sie zu Antibiotika greifen.
- **Traumeel Tropfen und Creme:** wird nach Sportverletzungen oder Operationen eingesetzt und beschleunigt die Heilung von Gewebeverletzungen. Auch bei Schnitt- und Schürfwunden ist die Creme beliebt.
- **Dentinox:** ein homöopathisches Komplexmittel, das traditionell gegen die Beschwerden zahnender Babys eingesetzt wird.

nannte Simile-Prinzip: »Ähnliches soll durch Ähnliches geheilt werden.« Stoffe, die bei Gesunden bestimmte Symptome hervorrufen, sollen in stark verdünnter Form diese Symptome bei Kranken lindern. So entstanden die bekannten Globuli. Auch wenn wissenschaftlich nicht alles erklärt ist, nutzen viele Ärztinnen, Heilpraktiker und Patientinnen homöopathische Mittel ergänzend zur Schulmedizin. Wichtig ist: Sie sind kein Ersatz für Medikamente bei schweren Migräneanfällen, können aber unterstützend wirken.

Homöopathische Arzneien werden häufig als Globuli verabreicht – kleine weiße Kügelchen aus Zucker, auf deren Oberfläche der Wirkstoff haftet. Zur Einnahme legt man die verschriebene Anzahl Globuli unter die Zunge, wo sie sich langsam auflösen.

Die Wirkstoffe liegen in der Homöopathie in stark verdünnter Form vor. Auf der Verpackung ist die sogenannte Potenz angegeben, meist zwischen D6 und D12. D6 bedeutet zum Beispiel, dass der ursprüngliche Stoff sechsmal im Verhältnis 1:10 verdünnt wurde. Solche niedrigen Potenzen eignen sich auch zur Selbstanwendung.

Hilfreiche Mittel bei Migräne:

- **Belladonna:** bei plötzlich auftretenden, pochenden Kopfschmerzen mit Licht- und Geräuschempfindlichkeit, rotem Gesicht und kalten Händen/Füßen.
- **Cimicifuga (Traubensilberkerze):** bei Migräne in den Wechseljahren, oft mit Nacken- und Muskelschmerzen.
- **Cyclamen (Alpenveilchen):** bei Migräne mit Sehstörungen; besser durch Bewegung, schlechter im Sitzen/Stehen.
- **Gelsemium:** bei dumpfen, stressbedingten Kopfschmerzen in Hinterkopf oder Nacken.
- **Ignatia:** bei Kopfschmerzen durch Kummer oder emotionale Belastung.
- **Iris versicolor:** bei der typischen »Wochenendmigräne«, die in Ruhephasen schlimmer wird; oft mit Übelkeit und verschwommener Sicht.
- **Nux vomica:** bei Migräne durch Stress, Überarbeitung oder übermäßigen Genuss von Kaffee/Alkohol; oft mit Verdauungsproblemen.
- **Sanguinaria (Kanadischer Blutwurz):** bei rechtsseitiger Migräne, die morgens beginnt und abends schlimmer wird.
- **Spigelia:** bei witterungs- oder infektbedingten Kopfschmerzen, oft einseitig.

Es gibt auch homöopathische Komplexmittel (also eine Mischung mehrerer Wirkstoffe in homöopathischer Potenz in einem Mittel). Zum Beispiel bietet das anthroposophische Pharmaunternehmen Hevert »Migräne Hevert N Tropfen« an.

Anwendungshinweise:

- Für den Selbstversuch eignen sich niedrige Potenzen wie D12 oder C30. Hochpotenzen sollten Ärztinnen oder Heilpraktikern vorbehalten bleiben.

- Globuli am besten auf der »sauberen« Mundschleimhaut zergehen lassen (kein Kaugummi, keine Zahnpasta direkt davor).
- Homöopathie kann unterstützend zur Schulmedizin sinnvoll sein, ersetzt diese aber nicht.

Schüßler-Salze

Schüßler-Salze sind homöopathisch aufbereitete Mineralsalze, die auf dem Konzept des deutschen Arztes Wilhelm Heinrich Schüßler basieren. Er war überzeugt, dass Krankheiten durch Störungen im Mineralhaushalt der Zellen entstehen und durch bestimmte Mineralsalze behandelt werden können. Die Salze werden ebenfalls in potenzierten (verdünnten) Mengen verabreicht und sollen so den Mineralhaushalt der Zellen regulieren und die Selbstheilungskräfte des Körpers aktivieren. Die Mineralstoffe sind dabei in geringer Dosis (Potenzierung D6 oder D12) enthalten, wie aus der Homöopathie bekannt. Es gibt 12 Basissalze, die als Funktionsmittel bezeichnet werden. Später wurden 15 weitere »Ergänzungsmittel« eingeführt, insgesamt gibt es also aktuell 27 verschiedene Salze in dieser Therapie.

Obwohl Schüßler-Salze eine gewisse Nähe zur Homöopathie aufweisen, werden sie nicht nach dem homöopathischen Prinzip »similia similibus curentur« (Ähnliches soll durch Ähnliches geheilt werden) verabreicht. Schüßler-Salze werden in der Regel als Tabletten, Tropfen oder Globuli eingenommen. Es gibt auch die Möglichkeit, Schüßler-Salze in Salbenform oder als heiße Kompresse anzuwenden.

Die Einnahme von Schüßler-Salzen kann sowohl bei akuten als auch bei chronischen Beschwerden erfolgen und kann mit schulmedizinischen Behandlungen kombiniert werden. Die Dosierung und Anwendungsdauer variiert je nach Beschwerdebild und kann von wenigen Stunden bis zu mehreren Monaten dauern. Bei akuten Beschwerden können die Tabletten häufiger eingenommen werden, bei chronischen Beschwerden meist in einer niedrigeren Dosierung über einen längeren Zeitraum.

Schüßler-Salze gelten als gut verträglich und ungefährlich, Risiken bestehen höchsten bei Unverträglichkeit der Füllstoffe. Die Tabletten enthalten beispielsweise viel Laktose als Füllstoff, Menschen mit Intoleranz sollten also auf Globuli, Tropfen oder Salben zurückgreifen.

Wichtig zu wissen: Schüßler-Salze enthalten die Mineralstoffe in so geringen Mengen, dass sie keine echte Mineralstoffversorgung leisten. Ihre Wirkung ist wissenschaftlich nicht belegt, viele positive Berichte beruhen wahrscheinlich auf Placebo-Effekten oder der unterstützenden Ritualwirkung. Dennoch nutzen viele Betroffene sie gerne als sanfte Begleittherapie.

Hilfreiche Schüßler-Salze bei Migräne:

- **Nr. 7 Magnesium phosphoricum D6:** klassisches Migräne-Mittel, bei krampfartigen, blitzartigen Kopfschmerzen (besonders beliebt: »Heiße Sieben«: 7–10 Tabletten in heißem Wasser auflösen und langsam trinken).
- **Nr. 8 Natrium chloratum D6:** bei Migräne mit Sehstörungen, starker Übelkeit oder Flüssigkeitsmangel
- **Nr. 11 Silicea D12:** unterstützend bei lang anhaltenden Beschwerden und allgemeiner Schwäche.

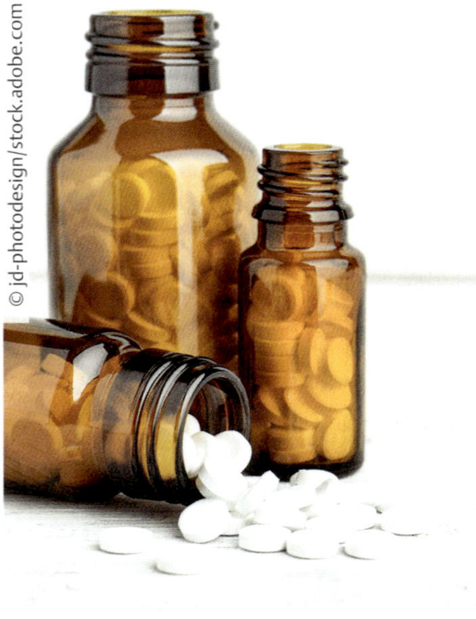

- **Nr. 5 Kalium phosphoricum D6:** bei Migräne in Stressphasen (geistig, seelisch, körperlich)
- **Nr. 3 Ferrum phosphoricum D6/D12:** bei Migräne mit Druckgefühl im Stirn-/Schläfenbereich.

Klassische Dreierkombination:

- Nr. 7 Magnesium phosphoricum D6
- Nr. 8 Natrium chloratum D6
- Nr. 11 Silicea D12

Einnahme: Von jedem Salz 3–6 Tabletten pro Tag, auf mehrere Portionen verteilt.

Kombination bei sehr hartnäckiger Migräne:

- Nr. 5 Kalium phosphoricum D6
- Nr. 7 Magnesium phosphoricum D6
- Nr. 8 Natrium chloratum D6
- Nr. 22 Calcium carbonicum D6
- Nr. 11 Silicea D12

Einnahme: je 2–4 Tabletten pro Salz und Tag.

Ergänzende Salze bei speziellen Symptomen:

- Nr. 4 Kalium chloratum D6: bei Migräne mit Übelkeit, Schwindel, Erbrechen von weißem Schleim
- Cuprum arsenicosum D6: bei pulsierenden, zuckenden Kopfschmerzen
- Nr. 2 Calcium phosphoricum D6: bei Migräne, die mit Kribbeln oder Taubheitsgefühl einhergeht, oder bei Kindern nach geistiger Belastung

Was bietet die Schulmedizin

Schmerzmittel, Prophylaxe und moderne Medikamente – wie die Schulmedizin Migräne behandelt.

Es gibt Situationen, in denen schnelle Hilfe gefragt ist: eine wichtige Prüfung, ein beruflicher Termin, eine Feier oder eine Reise. In solchen Momenten bleibt keine Zeit, auf die längerfristige Wirkung der vielen Methoden zu warten, die wir bisher kennengelernt haben. Dann dürfen schulmedizinische Medikamente eine wertvolle Unterstützung sein.

Wer bereits viel für sich getan hat – mit Ernährung, Bewegung, Entspannung und Selbsttherapie –, braucht oft nur ein frei verkäufliches Schmerzmittel, um eine akute Situation zu überstehen. Wichtig ist, die jeweiligen Nebenwirkungen und Gegenanzeigen zu kennen und für sich herauszufinden, welches Mittel am besten wirkt. Manchmal reicht eine einzelne Tablette, manchmal ist auch eine zweite Dosis oder eine Kombination nötig, solange man den großen Migräneanfall noch abfangen kann.

Frei verkäufliche Schmerzmittel

Es gibt eine Reihe von Schmerzmitteln, die ohne Rezept in der Apotheke erhältlich sind und Migräneschmerzen lindern können. Wichtig: Sie wirken am besten, wenn sie **frühzeitig** zu Beginn der Attacke eingenommen werden.

Acetylsalicylsäure (ASS, z. B. Aspirin):

- Wirkung: schmerzstillend, fiebersenkend, entzündungshemmend
- Dosierung: 500–1000 mg, max. 3000 mg pro Tag

- Besonderheiten: wirkt am besten in Brausetablettenform (schnellere Aufnahme)
- Nebenwirkungen: Magenbeschwerden, Blutungsneigung
- nicht geeignet bei: Magengeschwüren, Blutgerinnungsstörungen, Asthma (salicylatempfindlich), im letzten Drittel der Schwangerschaft

Paracetamol (PCM, z. B. ben-u-ron):
- Wirkung: schmerzstillend, fiebersenkend (nicht entzündungshemmend)
- Dosierung: 500–1000 mg, max. 4000 mg pro Tag
- Besonderheiten: auch als Zäpfchen geeignet (bei Übelkeit)
- Nebenwirkungen: selten Magenprobleme, allergische Reaktionen
- nicht geeignet bei: Lebererkrankungen oder hohem Alkoholkonsum (Gefahr schwerer Leberschäden)

Ibuprofen (z. B. Ibu 400):
- Wirkung: schmerzstillend, entzündungshemmend, fiebersenkend
- Dosierung: 400–600 mg alle 6 h, max. 2400 mg pro Tag
- Besonderheiten: häufig gut wirksam bei Migräne, auch bei Menstruationsbedingter Migräne
- Nebenwirkungen: Magenbeschwerden, Risiko für Magenblutungen; bei längerer oder hoher Dosierung mögliches Risiko für Herzinfarkt oder Schlaganfall
- nicht geeignet bei: Magengeschwüren, Herzschwäche, Nierenproblemen

Naproxen (z. B. Aleve):
- Wirkung: ähnlich wie Ibuprofen, mit längerer Wirkdauer
- Dosierung: 250–500 mg, max. 1000 mg pro Tag
- Besonderheiten: besonders geeignet, wenn längere Schmerzlinderung erwünscht ist.
- Nebenwirkungen & Kontraindikationen: wie bei Ibuprofen

Coffein:
- Wirkung: kann Schmerzen lindern, indem es Blutgefäße verengt und die Wirkung anderer Schmerzmittel verstärkt.
- Besonderheiten: hilft manchen Betroffenen (z.B. Espresso bei beginnender

Achtung: Medikamentenübergebrauchskopfschmerz

Werden Schmerzmittel an mehr als **10 Tagen pro Monat** oder länger als **3 Monate** regelmäßig eingenommen, kann sich ein sogenannter Medikamentenübergebrauchskopfschmerz entwickeln – ein dauerhafter, oft schwer behandelbarer Kopfschmerz. Deshalb: Schmerzmittel gezielt einsetzen, im Zweifel ärztlichen Rat einholen.

Migräne), kann bei anderen aber Migräne auslösen.
- Empfehlung: nicht mehr als ca. 200 mg pro Tag (2–3 Tassen Kaffee)

Kombinationspräparate:
- Beispiele: ASS + Paracetamol + Coffein (z. B. Thomapyrin intensiv), Ibuprofen + Coffein (z. B. Thomapyrin Tension Duo)
- Besonderheiten: oft wirksamer als Einzelsubstanzen, besonders, wenn frühzeitig genommen.
- Risiken: Nebenwirkungen der enthaltenen Wirkstoffe addieren sich.

Triptane

Triptane gelten als spezifische Migränemittel und sind die wichtigste Gruppe verschreibungspflichtiger Medikamente für den Akutfall. Handelsnamen sind beispielsweise Sumatriptan, Zolmitriptan, Rizatriptan, Naratriptan, Frovatriptan und Eletriptan.

Triptane verengen die während einer Attacke erweiterten Blutgefäße im Gehirn, hemmen die Ausschüttung entzündungsfördernder Botenstoffe (z. B. CGRP, Substanz P) und dämpfen die Weiterleitung von Schmerzsignalen im Gehirn.

Wichtig: Triptane sollten erst mit Beginn der Kopfschmerzen eingenommen werden. Bei Migräne mit Aura dürfen sie erst nach Ende der Aura-Phase eingesetzt werden, da sie sonst kaum wirken und die Aura sogar verstärken können.

Nebenwirkungen:
- Schwindel, Müdigkeit, Schwächegefühl
- Kribbeln, Wärme- oder Hitzegefühle
- leichte Übelkeit
- kurzfristige Blutdruckanstiege oder Engegefühl in der Brust
- Sehr selten treten Herzrhythmusstörungen oder Durchblutungsstörungen auf.

Kontraindikationen:
- koronare Herzkrankheit
- schwerer Bluthochdruck
- Gefäßerkrankungen

Verschreibungspflichtige Medikamente zur Prophylaxe

Bei manchen Migränepatienten reicht es nicht, nur im Akutfall Medikamente einzusetzen. Wenn die Attacken sehr häufig auftreten oder besonders stark sind, kann eine **medikamentöse Prophylaxe** helfen – also eine vorbeugende Behandlung, die die Anfallshäufigkeit und -intensität reduziert.

Lange Zeit war die Auswahl begrenzt, und viele Betroffene klagten über Nebenwirkungen, die den Nutzen oft überschatteten. Heute stehen jedoch deutlich mehr Möglichkeiten zur Verfügung – von klassischen Blutdrucksenkern bis hin zu modernen Antikörpern. Wichtig bleibt: Die Auswahl und Dosierung erfolgen immer individuell und gehören in die Hände eines erfahrenen Arztes.

Betablocker

Betablocker blockieren Stresshormone (Adrenalin, Noradrenalin) und stabilisieren Gefäße sowie Nervenreizbarkeit. Nach ca. 6–12 Wochen regelmäßiger Einnahme tritt die Wirkung ein. Sie hält meist 6–9 Monate, bevor eine Neubewertung erfolgt. Nebenwirkungen sind Müdigkeit, Schwindel, langsamer Puls, niedriger Blutdruck, kalte Hände/Füße, seltener depressive Verstimmungen.

Wirkstoffe:

- Metoprolol: wirksame Dosis ab 100 mg/Tag; bei unzureichender Wirkung und guter Verträglichkeit Steigerung bis 200 mg/Tag möglich.
- Propranolol: wirksame Dosis ab 80 mg/Tag; zuverlässig zwischen 160–240 mg/Tag. In Einzelfällen können 40 mg/Tag ausreichen.
- Bisoprolol: 5–10 mg/Tag, meist als Einzeldosis morgens.

Hinweis:

- Kontraindiziert bei Asthma und sehr niedrigem Ruhepuls.
- Gut geeignet für jüngere Patienten ohne Asthma oder Kreislaufprobleme.

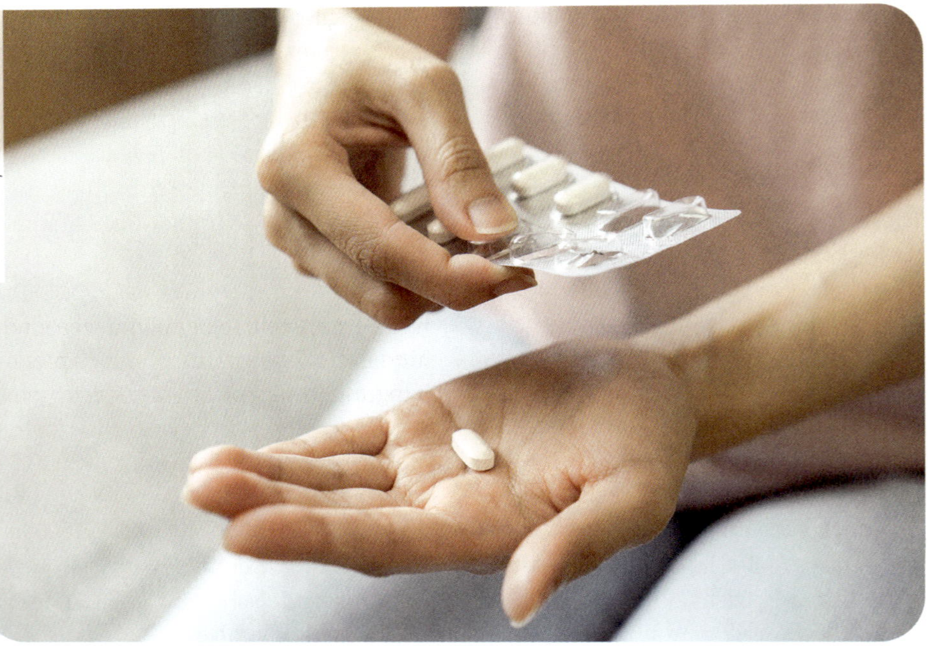

Antikonvulsiva (Antiepileptika)

Antikonvulsiva senken die Übererregbarkeit im Gehirn, vermindern Häufigkeit und Stärke von Attacken.

Wirkstoffe:

- Topiramat: 25–100 mg/Tag; volle Wirkung nach 6–8 Wochen. Nebenwirkungen: Kribbeln in Händen/Füßen, Gewichtsabnahme, Geschmacksstörungen, Konzentrationsprobleme. Kontraindiziert in Schwangerschaft.
- Valproinsäure: 500–600 mg/Tag, wirkt nach 2–8 Wochen. Wegen schwerer Nebenwirkungen (Leber, Gewicht, Haarausfall, Fehlbildungen in Schwangerschaft) nur noch sehr zurückhaltend eingesetzt.

Topiramat ist bei therapieresistenter Migräne eine erprobte Option, Valproinsäure nur in Ausnahmefällen.

Medikamenteninduzierter Kopfschmerz (MOH)

Werden Schmerz- oder Migränemittel **zu oft** eingesetzt (z. B. Triptane an >10 Tagen/Monat oder Kombinationspräparate >15 Tage/Monat), kann ein **Übergebrauchskopfschmerz** entstehen.
Wichtig: Medikamente sparsam einsetzen, Abstände einhalten, lieber frühzeitig Rückzug in Ruhe und Dunkelheit suchen. Bei MOH hilft meist nur ein konsequenter Entzug – oft am besten unter ärztlicher oder klinischer Begleitung.

Antidepressiva

Antidepressiva sind besonders nützlich bei Migräne mit begleitender Depression, Schlafstörungen oder Stress.

Wirkstoffe:

- Amitriptylin: 25–75 mg/Tag (abends), Wirkeintritt nach 6–8 Wochen. Nebenwirkungen: Mundtrockenheit, Gewichtszunahme, Müdigkeit.
- Mirtazapin: 15–30 mg/Tag, abends.
- Venlafaxin: 75–150 mg/Tag (Retardpräparat).

Amitriptylin ist am besten belegt; hilfreich, wenn zusätzlich Schlafprobleme bestehen.

Kalziumantagonisten

Sie blockieren Kalziumkanäle und stabilisieren Nervenzellen und Gefäße und sind eine gute Option, wenn Betablocker nicht infrage kommen. Nebenwirkungen sind Müdigkeit, Gewichtszunahme, depressive Verstimmungen, Bewegungsstörungen.

Wirkstoff: Flunarizin : 5–10 mg täglich.

Hinweis: Nicht geeignet bei Depression oder Parkinson.

Botulinumtoxin A

Es hemmt die Freisetzung schmerzfördernder Botenstoffe (z. B. CGRP) und ist für chronische Migräne (mind. 15 Kopfschmerztage/Monat, davon acht Migränetage) zugelassen. Eine Injektion erfolgt alle drei Monate in definierte Muskelareale von Kopf und Nacken. Nebenwirkungen sind selten, meist handelt es sich um lokale Reaktionen. Botulinumtoxin A ist eine wirksame Alternative bei schwerer, chronischer Migräne.

Monoklonale Antikörper (CGRP-Antikörper)

Sie blockieren gezielt das Migräne-Botenmolekül CGRP. Dadurch werden die Migränetage um ca. 3–5 pro Monat verringert. Die Verabreichung erfolgt monatlich subkutan oder vierteljährlich intravenös. Nebenwirkungen sind selten (z. B. Hautreaktionen, Verstopfung, Schwindel). Besonders geeignet für Patienten, die auf klassische Prophylaxe nicht ansprechen oder diese nicht vertragen.

Wirkstoffe: Erenumab, Galcanezumab, Fremanezumab, Eptinezumab.

Antiemetika

Sie wirken gegen Übelkeit und Erbrechen, die oft eine Migräne begleiten.

Wirkstoffe:

- frei verkäuflich: Dimenhydrinat (Vomex), Diphenhydramin
- verschreibungspflichtig: Metoclopramid, Domperidon

Hinweis: Fünfzehn Minuten vor Schmerzmitteln einnehmen, um deren Aufnahme zu verbessern.

Service

Fachliteratur und Quellen

Alpay K et al. Diet restriction in migraine, based on IgG against foods: a clinical double-blind, randomised, cross-over trial. Cephalalgia, 2010 Jul; 30(7):829–837.

Bentz S et al. Clinical relevance of IgG antibodies against food antigens in Crohn's disease: a double-blind cross-over diet intervention study. Digestion, 2010; 81(4):252–264.

Bhardwaj RL et al. An Alarming Decline in the Nutritional Quality of Foods: The Biggest Challenge for Future Generations' Health. Foods, 2024; 13(6):877.

Cady RK et al. A double-blind placebo-controlled pilot study of sublingual feverfew and ginger (LipiGesic™ M) in the treatment of migraine. Headache, 2011 Jul–Aug; 51(7):1078–1086.

Condo M et al. Riboflavin prophylaxis in pediatric and adolescent migraine. The journal of headache and pain, 2009; 10(5), 361–365.

Dahri M et al. Oral coenzyme Q10 supplementation in patients with migraine: Effects on clinical features and inflammatory markers. Nutritional Neuroscience, 2018; 22(9), 607–615.

Daniel O, Mauskop A. Nutraceuticals in acute and prophylactic treatment of migraine. Current treatment options in neurology, 2016; 18(4), 14.

Davis DR. Declining Fruit and Vegetable Nutrient Composition: What Is the Evidence? HortScience, 2009; 44(1): 15–19.

Deutsche Gesellschaft für Ernährung (DGE): Die Referenzwerte für die Nährstoffzufuhr. Deutsche Ges. f. Ernährung 2025.

Diener HC et al. Non-invasive vagus nerve stimulation (nVNS) for the preventive treatment of episodic migraine: The multicentre, double-blind, randomised, sham-controlled PREMIUM trial. Cephalalgia, 2019 Oct; 39(12):1475–1487.

Ghorbani Z et al. Vitamin D3 might improve headache characteristics and protect against inflammation in migraine: a randomized clinical trial. Neurol Sci. 2020 May;41(5):1183–1192.

Hermann-Kunz E. Allergische Krankheiten in Deutschland. Ergebnisse einer repräsentativen Studie. Bundesgesundheitsblatt Gesundheitsforschung Gesundheitsschutz, 2000; 43: 400–406.

Jones GD et al. Selenium deficiency risk predicted to increase under future climate change; Proceedings of the National Academy of Sciences 2017.

Kim J, Lee S, Rhew K. Association between Gastrointestinal Diseases and Migraine. Int J Environ Res Public Health. 2022 Mar 28; 19(7):4018.

Li D et al. Dietary intake of thiamine and riboflavin in relation to severe headache or migraine: A cross-sectional survey. Headache, 2022 Oct; 62(9):1133–1142.

Liebman TN, Crystal SC. What Is the Evidence that Riboflavin Can Be Used for Migraine Prophylaxis? Einstein Journal of Biology and Medicine, 2016; 27(1), 7–9.

Mehramiri A et al. The Effect of Melatonin on Reducing the Frequency and Severity of Migraine Attacks: A Double-Blind, Randomized Clinical Trial. Iran J Med Sci. 2024 May 1; 49(5):313–321.

Nattagh-Eshtivania E et al. The effect of Coenzyme Q10 supplementation on serum levels of lactate, pyruvate, matrix metalloproteinase 9 and nitric oxide in women with migraine. A double blind, placebo-, controlled randomized clinical trial. Eur J Integ Med. 2018; 21:70–76.

Neri W, Brook R. Science Says: Eating Fish Oil and Omega-3s Can Help Relieve Your Migraine Pain. In: Migrain again. 2023 December 28 (Science Says: Eating Fish Oil and Omega-3s Can Help Relieve Your Migraine Pain – Migraine Again)

Nowaczewska M, Wiciński M, Kaźmierczak W. The Ambiguous Role of Caffeine in Migraine Headache: From Trigger to Treatment. Nutrients. 2020 Jul 28; 12(8):2259.

Rahimdel A et al. Effectiveness of Vitamin B2 versus Sodium Valproate in Migraine Prophylaxis: a randomized clinical trial. Electron Physician. 2015 Oct 19; 7(6):1344–1348.

Ramsden CE et al. Dietary alteration of n-3 and n-6 fatty acids for headache reduction in adults with migraine: a randomized controlled trial, BMJ, 2021; 374 :n1448

Ruscheweyh R et al. Therapie der chronischen Migräne mit Botulinumneurotoxin A. Expertenempfehlung der Deutschen Migräne- und Kopfschmerzgesellschaft. In: Nervenarzt. 2018 Bd. 89, Nr. 12:1355–1364.

Sándor PS et al. Efficacy of Coenzyme Q10 in Migraine Prophylaxis: A Randomized Controlled Trial, Neurology, 2005; 64(4):713–715.

Schoenen J et al. Effectiveness of high-dose riboflavin in migraine prophylaxis. A randomized controlled trial. Neurology, 1998; 50(2):466–470.

Sherwood M, Goldman R D. Effectiveness of riboflavin in pediatric migraine prevention. Canadian Family Physician, 2014; 60(3), 244–246.

Simopoulos AP. Evolutionary aspects of diet, the omega-6/omega-3 ratio and genetic variation: nutritional implications for chronic diseases. Biomed Pharmacother. 2006 Nov; 60(9):502–507.

Thompson DF, Saluja HS. Prophylaxis of migraine headaches with riboflavin: A systematic review. J Clin Pharm Ther. 2017; 42(4):394–403

University Of Texas At Austin. Study Suggests Nutrient Decline In Garden Crops Over Past 50 Years. ScienceDaily, 2004 Dec 3.

Üstün Özek S. A study on the correlation between pain frequency and severity and vitamin B12 levels in episodic and chronic migraine. Arq Neuropsiquiatr. 2022 Jun; 80(6):586–592.

von Luckner A, Riederer F. Magnesium in Migraine Prophylaxis – Is There an Evidence-Based Rationale? A Systematic Review. Headache, 2018 Feb; 58(2):199–209.

Wilders-Truschnig M et al. IgG antibodies against food antigens are correlated with inflammation and intima media thickness in obese juveniles. Exp Clin Endocrinol Diabetes. 2008 Apr; 116(4):241–245.

Woldeamanuel YW, Oliveira ABD. What is the efficacy of aerobic exercise versus strength training in the treatment of migraine? A systematic review and network meta-analysis of clinical trials. J Headache Pain. 2022 Oct 13; 23(1):134.

Artikel

www.researchgate.net/publication/325653574_Therapie_der_chronischen_Migrane_mit_Botulinumneurotoxin_A_Expertenempfehlung_der_Deutschen_Migrane-_und_Kopfschmerzgesellschaft

Artikel: »Auch im Blut nachweisbar: Coenzym Q10 wirkt gegen Migräne«: www.deutschesgesundheitsportal.de/2022/11/10/coenzym-q10-wirkt-gegen-migraene

Artikel: »Monoklonale Antikörper zur Prophylaxe von Migräne: Wirksamkeit und Stellenwert«: eref.thieme.de/4MJK9

(Alle Websites zuletzt aufgerufen am 12. Juli 2025)

Stichwortverzeichnis

Liebe Leserin, lieber Leser,

hat Ihnen dieses Buch weitergeholfen? Für Anregungen, Kritik, aber auch für Lob sind wir offen. So können wir in Zukunft noch besser auf Ihre Wünsche eingehen. Schreiben Sie uns, denn Ihre Meinung zählt!

Ihr TRIAS Verlag

support.thieme.com/de-DE • thieme.com/produktsicherheit

/trias.tut.mir.gut

/trias_verlag

natuerlich.thieme.de/natuerlich-gesund

www.trias-verlag.de/newsletter

Empfehlungen von Dr. med. Kathrin-Lisa Junike

Hinweis

Ich habe für keines der in diesem Buch erwähnten Marken/Firmen/Gegenstände in irgendeiner Form eine Aufmerksamkeit für die Erwähnung bekommen. Weder vor dem Schreiben dieses Buches noch danach! Ich habe lediglich die Erlaubnis der entsprechenden Firmen eingeholt, die Produkte mit Namen nennen.

Definitionen

Deutsche Migräne- und Kopfschmerzgesellschaft (DMKG): Migräne-Info (PDF) www.dmkg.de/assets/uploads/dateien/diagnostik-und-therapie.pdf

Pschyrembel: Migräne www.pschyrembel.de/Migr%C3%A4ne/K0E79/doc

MSD Manual: Migräneanfälle www.msdmanuals.com/de/heim/störungen-der-hirn-rückenmarks-und-nervenfunktion/kopfschmerzen/überblick-über-kopfschmerzen

Buch-Empfehlungen

Bowles, Jett T.: Hochdosiert – Die wundersamen Auswirkungen extrem hoher Dosen von Vitamin D_3, dem Sonnenschein-Hormon. Goldmann 2017.

de Liz, Sheila: Woman on Fire: Alles über die fabelhaften Wechseljahre. Rowohlt Taschenbuch 2020.

Gröber, Uwe: Gesund mit Vitamin D: Wie das Sonnenhormon hilft und schützt. Südwest Verlag 2017.

Gröber, Uwe; Holick, Michael F.: Vitamin D: Die Heilkraft des Sonnenvitamins. Wissenschaftliche Verlagsgesellschaft 2014.

Kuklinski, Bodo: Schwachstelle Genick. Ursache, Auswirkungen und erfolgreiche Therapie. Aurum 2010.

Kuklinski, Bodo: Das HWS-Trauma. Ursachen, Diagnose und Therapie. Aurum 2010.

Rimkus, Volker: Die Rimkus-Methode für die Frau. Eine natürliche Hormontherapie. Verlag Günter Mainz 2014.

Rimkus, Volker: Die Rimkus-Methode: Eine natürliche Hormonersatztherapie für den Mann. Verlag Günter Mainz 2014.

Scheuernstuhl, Annelie F.: Natürliche Hormontherapie: Alles Wissenswerte über Hormone, die Ihre Gesundheit ins Gleichgewicht bringen. Goldmann Verlag 2024.

Scheuernstuhl, Annelie F.: Krank ohne Grund? Hormone aus dem Lot: Störungen richtig erkennen und sanft heilen. Gräfe und Unzer Verlag GmbH 2019.

Schmiedel, Volker A.: Erfahrungsheilkunde. Haug 2020.

Schmiedel, Volker A.: Omega-3 – Öl des Lebens: für mehr Gesundheit. FONA Verlag 2017.

Spitz, Jörg; Weiß, Sebastian: Vitamin D: Immer wenn es um Leben und Tod geht. Verlag der Gesundheit 2020.

Spitzer, Volker; Spitzer, Nicole: Super-Vitamin D: Rundumschutz vor den Krankheiten unserer Zeit: Krebs, Diabetes, Herzkrankheiten, Osteoporose u.v.a.m. VAK 2011.

Theisen-Diether, Simone: Wackelköpfchen: Mein Leben mit einer Kopfgelenksinstabilität. tredition 2016.

von Aufschnaiter, Ulrike: Deutschlands kranke Kinder: Wie auf Anweisung der Regierung Kitas und Schulen die Gesundheit unserer Kinder schädigen. tredition 2019.

von Helden, Raimund: Gesund in sieben Tagen: Erfolge mit der Vitamin-D-Therapie. Hygeia-Verlag 2011.

Produkt-Empfehlungen

mediplus-shop.de/de/aqualizer.html

faceformer.de

drberndsen.de/products/faceformer-one

flexpillow.de

blackroll.com/de/products/blackroll-recovery-pillow

www.witschi-kissen.ch

Omega-3-Fettsäuren:

Präparate von Hypo-A, Norsan, Natugena, Möllers, Orthodoc oder Biogena Regulat pro Metabolic von Dr. Niedermaier

Hilfreiche Bitterstoffe bei Migräne:

- **Bitterliebe:** Enzianwurzel, Artischockenkraut, Tausendgüldenkraut, Löwenzahnwurzel, Wermutkraut, Angelikawurzel, Pomeranzenfrüchte, Schafgarbenkraut mit Blüten, Ingwerwurzel, Kardamom mit Schale, Lavendelblüten, Kurkumawurzel, Zitwerwurzel, Bitterer Fenchel, Schwarzkümmelsamen
  Alkohol und Wasser als Lösungsmittel
- **Bitterstern:** Lavendelblüten, Schafgarbenkraut, Galgantwurzel, Enzianwurzel, Angelikawurzel, Fenchelfrüchte, Kümmel, Zimtrinde, Löwenzahnwurzel, Majorankraut, Ingwerwurzel, Pomeranzenschalen, Gewürznelken, Zitwerwurzel, Isländisches Moos, Kardamomfrüchte, Korianderfrüchte
  Alkohol (59 % Vol.) und Wasser als Lösungsmittel
- **Bitterelixier von Bitter:** Odermennig, Löwenzahn, Mariendistel, Galgant, Pomeranzen, Käsepappel, Mistel, Ringelblume, Schafgarbe, Spitzwegerich, Tausendgüldenkraut
  Alkohol (48,2 % Vol.) und Wasser als Lösungsmittel
- **Bitterelixier von Zirkulin:** Enzianwurzel, Löwenzahnkraut und -wurzel, Wermutkraut, Orangenschale (süß), Ingwerwurzel, Angelikawurzel, bittere Fenchelfrüchte, Kurkumawurzel, Schafgarbenkraut, Anisfrüchte, Tausendgüldenkraut
  Alkohol (30 %Vol) und Wasser als Lösungsmittel
- **BitterKraft!:** Angelikawurzel, Enzianwurzel, Kardamomsamen, Kurkuma, Zimtrinde, Galgant, Ingwer, Artischocke, Mariendistelkraut
  Alkohol (22 % Vol.) und Wasser als Lösungsmittel

Einnahmeempfehlung: je nach Produkt zwischen 10–25 Tropfen nach jeder Hauptmahlzeit.

Übungsempfehlungen Liebscher & Bracht

www.youtube.com/@PatrickGerdenits

Website-Empfehlungen

www.verbraucherzentrale.de/sites/default/files/2025-09/hoechstmengen_europa_barrierefrei.pdf

www.foryouehealth.de/gesund-leben-blog/naehrstoffgehalt_in_lebensmitteln.html

www.bvl.bund.de/SharedDocs/Pressemitteilungen/01_lebensmittel/2022/2022_PM_Titandioxid.html

www.hormon-netzwerk.de

www.fdm-europe.com/fuer-patienten/fdm-therapeutensuche-als-umkreissuche

www.erfahrbarer-atem.de/atemtherapeuten

www.feldenkrais.de/practitioner-finden

www.feldenkrais.at/practitioner

www.feldenkrais.ch/therapeutinnen

Migräne-Apps

Die neue Migräne-App – Die Service-Seite – Schmerzklinik Kiel: Diese App ist eine der am häufigsten genutzten in Deutschland und wurde in Zusammenarbeit mit der Techniker Krankenkasse entwickelt. schmerzklinik.de/die-migraene-app

Migraine Buddy: Eine kostenlose Option zur Migräneüberwachung, die alle wichtigen Informationen zu jedem Anfall erfasst. migrainebuddy.com/de

M-sense Migräne: Diese App bietet eine personalisierte Therapie mit Übungen zur Entspannung und Stressbewältigung. m-sense.de

CureIatorN1 Kopfschmerz: Eine App, die mithilfe von Algorithmen personalisierte Kopfschmerzprofile erstellt. n1-headache.com

Apotheken für bioidentische Hormone ohne Titandioxid

Bio-Apotheke
80469 München Frauenstr. 17
Tel. 089 225630
www.bio-apotheke.de

ForsthausApotheke
Inh.: Apotheker Homajun Nobacht
Dreiherrnsteinplatz 16
63263 Neu-Isenburg
Tel: 06102 5422
Fax: 06102 53671
www.forsthaus-apotheke.de

Receptura Apotheke
Inh.: Apotheker Peter Cornelius
Altenhöferallee 5
60438 Frankfurt am Main
Tel: 069 92880300
Fax: 069 92880333
www.receptura.de

Wehling von Buttlar Apotheke
(ehemalige Alte Apotheke in Frankfurt)
Kronberger Str. 11
63110 Rodgau
Tel: 06106 6277533
Fax: 06106 6277544
rezeptur@wvb-apotheke.de

Apotheke am Sonnenwall
Apothekerin Corinna Scherff
Sonnenwall 10
47051 Duisburg
Tel: 0203 22363
www.apotheke-am-sonnenwall.de

Pharmacie Raphael
Inh.: Apotheker Gabor Perl
Große Bockenheimer Straße 29
60313 Frankfurt
Tel: 069 920207818
www.pharmacie-raphael.de

Aeskulap Apotheke
Abteilung: Manufaktur
Inh.: Apotheker Julius Krivec
Xantener Straße 32
47441 Moers
Tel: 02841 8811300
Fax: 02841 8811311
www.aeskulap-online.de

Nestle-Apotheke am See
Inh.: Bernd Nestle e.Kfm.
Friedrichstraße 53
88045 Friedrichshafen
Tel: 07541 3989020
www.nestle-apotheke.de

ABC-Apotheke am Werth
Inh.: Apotheker Daniel Dragomir
Werth 53
42275 Wuppertal
Tel.: 0202 2502300
Fax: 0202 25023013
www.abc-apo.de

Stadt-Apotheke Zossen
Inh.: Apothekerin Julia Hörnig
Marktplatz 7
15806 Zossen
Tel.: 03377 301557
Fax: 03377 200808
www.stadtapo-zossen.de

Adler Apotheke
Inh.: Apotheker Reza Azizi
Puiseauxplatz 1
63110 Rodgau
Tel: 06106 72767
Fax: 06106 74499
www.adlerapotheke-rodgau.de

Raphael-Apotheke
Inh.: Magister Windhager
Hans-Schmid-Platz 1
5020 Salzburg
Tel.: 0043 662422020
www.raphael-apotheke.at

Welt Apotheke
Inh.: Fr. Magister Katanic
Lerchenfelderstraße 120
1080 Wien
Tel: 0043 14052118
Fax: 0043 14061413
www.weltapotheke.at

(Alle Websites zuletzt aufgerufen am 12. Juli 2025)

Bibliografische Information der Deutschen Nationalbibliothek:
Die Deutsche Nationalbibliothek verzeichnet diese Publikation in der Deutschen Nationalbibliografie; detaillierte bibliografische Daten sind im Internet über dnb.d-nb.de abrufbar.

Programmplanung: Katja Liese
Projektmanagement: Manuela Hunfeld
Redaktion: Magdalena Kieser
Bildredaktion: Marie Crämer
Covergestaltung: © Thieme
Layout: CYCLUS · Visuelle Kommunikation, Stuttgart

Bildnachweis:
Autorinnenfoto: Quelle: privat
Inhalt: Abbildung S. 43: © pinkyone/stock.adobe.com; S. 45: © Jiri Hera/stock.adobe.com; S. 53: © M. Bergmann/Thieme; S. 55: © Yakobchuk Olena/stock.adobe.com; S. 62: © SizeSquare's/stock.adobe.com; S. 70: © staras/stock.adobe.com; S. 77: © Nicholas F/peopleimages.com/stock.adobe.com; S. 79: © SHOTPRIME STUDIO/stock.adobe.com; S. 103: © Ed/stock.adobe.com; S. 104: © alex9500/stock.adobe.com; S. 111: © mputsylo/stock.adobe.com; S. 114: © jd-photodesign/stock.adobe.com; S. 118: © KMPZZZ/stock.adobe.com
Zeichnungen: Martina Bürger, Münster; Christine Lackner, Ittlingen; Susi Schaaf, Bellheim; Andrea Schnitzler, Innsbruck; Holger Vanselow, Stuttgart

1. Auflage 2026

TRIAS Verlag in Georg Thieme Verlag KG
Oswald-Hesse-Straße 50, 70469 Stuttgart

Satz: Medienservice Frauchiger, Kumhausen
Druck: AZ Druck und Datentechnik GmbH, Kempten

Gedruckt auf chlorfrei gebleichtem Papier
Printed in Germany

ISBN 978-3-432-12098-0
eISBN (ePub) 978-3-432-12099-7

1 2 3 4 5 6

MIX
Papier | Fördert gute Waldnutzung
FSC® C008457

Tarnnamen: Wo datenschutzrechtlich erforderlich, wurden die Namen und weitere Daten von Personen redaktionell verändert (Tarnnamen). Dies ist grundsätzlich der Fall bei Patient*innen, ihren Angehörigen und Freund*innen, z. T. auch bei weiteren Personen, die z. B. in die Behandlung von Patient*innen eingebunden sind.

Sprachgebrauch: Thieme Publikationen streben nach einer fachlich korrekten und unmissverständlichen Sprache. Dabei lehnt Thieme jeden Sprachgebrauch ab, der Menschen beleidigt oder diskriminiert, beispielsweise aufgrund einer Herkunft, Behinderung oder eines Geschlechts. Thieme wendet sich zudem gleichermaßen an Menschen jeder Geschlechtsidentität. Die Thieme Rechtschreibkonvention nennt Autor*innen mittlerweile konkrete Beispiele, wie sie alle Lesenden gleichberechtigt ansprechen können. Die Ansprache aller Menschen ist ausdrücklich auch dort intendiert, wo im Text (etwa aus Gründen der Leseleichtigkeit, des Text-Umfangs oder des situativen Stil-Empfindens) z. B. nur ein generisches Maskulinum verwendet wird.

Unsere Umwelt ist uns wichtig!
Papier aus nachhaltigen und kontrollierten Quellen
Druck in Deutschland mit kurzen Lieferwegen
Druckereien mit hohen Ansprüchen an Ökologie